あなたが
名医と出会うための
5つのヒント

村田幸生 著

大空出版

はじめに

入院は本人にとっても、家族にとっても心細いものだ。

わたしの家族が手術で入院したときもそうだった。かつてわたしが勤めていた病院に入院したので、顔見知りの看護師やスタッフも多く、院内で迷うこともなかった。にもかかわらず、病室で待機しているときの心細さは想像以上のものだった。

聞きたいことがあっても、看護師さんは少ない人数で走り回っている。術後ＩＣＵ（集中治療室）からは頻繁にアラームが聞こえるし、とてもナースコールで呼べたものではない。担当の看護師さんの態度がやさしいとホッとし、無愛想な看護師さんだと悲しくなる一喜一憂状態。

自分が医者で、勝手知ったる病院でもこの心細さなのだから、一般の人の見知らぬ病院での入院は、わたしの想像を超えた心細さだろう。

ちまたにあふれる「医者選び」の本、「名医探し」の本には個人的に違和感があった。そもそも医療とは医者だけではなく、看護師、薬剤師、放射線技師、検査技師、ケースワーカー、事務員にいたるまでのチームワークをすべてひっくるめて「病院の医療」のはずだからだ。だが、このとき気がついた。

「あの病院は看護師、スタッフがやさしい」と評判でも、看護師さんやスタッフは時間ごとに担当がかわる。患者さんが不安なときに、心の支えになるのはやはり主治医だ。「評判のいい先生だし、おまかせしていれば大丈夫」という気持ちになる。つまり主治医のキャラクターの力は大きい。

そしてまたチーム医療として考えても、ダメ医者の周囲のモチベーションは上がりにくいだろう。逆に実力のある医者の周囲がやる気のない看護師、コメディカル（医療スタッフ）たちというのも考えにくい。

日本人は今「不安」だらけだ。路上や電車内で突然切りつけられたり、車が歩道に突っ込んできたり。食品の中には異物が混入。観光バスは転倒。地震、台風、火山の噴火などの自然災害もある。

せめて心身が弱っている病気のときくらい安心して治療を受けたい。だが、世の中には「医療事故」報道や「医療否定」記事があふれている。だから「病院に行かなくていい」「がんは治療しなくていい」という主張が人々にうけるのもよくわかる。誰もが病気になったときの不安を取りのぞきたいのだ。どうしても病院に行かなければならないのならば、名医に診てほしい。

わたしも医者のはしくれとして、

「安心してください。みんないい先生ばかりですよ！」

と言えたらいいのだが、改めて考えると、そもそも「いい医者」とは何か。わたし自身、いい医者かと聞かれたら返答に詰まる。ダメ医者ではないと思いたいが、自信はない。

だが患者さんが医療不信のまま名医を探すのは、女性不信の男性の婚活のようなものだ。

こういう時代だからこそ、みなさんと「名医と出会うヒント」を考えてみたい。

名医とは何か。「名医ならずとも良医たれ」という言葉があったが、名医と良医はどう違うのか。

わたしが約30年間の医者生活で出会ったいい先生や、患者さんから聞いた話などを紹介しながら、名医と出会う方法を探してみたいと思う。

目次

ヒント 1

名医とはどんな医者かを知る

「名医の条件」と「良医の条件」

高校の同級生で、某大学附属病院の外科教授になったH君。大学の准教授や講師からの昇格ではなく、公立病院勤務からのひき抜きなので、外科医としての実績や手術の腕は、みんなが一目置くかなりのもの。

そのH君に、高校の同級生たちとの飲み会で、

「医療不信の世の中、外科は大変だろう」

「医療訴訟の多い今日、手術は大変だろう」

と同級生たちがいろいろ質問するが、彼は手術のことについて何も語らない。彼がみんなに言ったのは、

「(医療不信の世の中だからこそ) 術前の説明が大事だね。手術するよう紹介されてきた患者さんもその家族も不安でいっぱいだ。だからまずは具体的な数字 (手術実績、件数、成功率) をしっかり見せなければダメだ」

わたしが感心したのはこのあとだ。

「しかし数字を見せたあとは、いかに心を砕いて説明するかだ。一瞬たりとも気は抜けない。患者さんもその家族も、ぼくのしゃべり方、しぐさ、動きのすべてを見ている。目、耳、身体すべてをアンテナにして『この医者はどういう医者だろう?』『自分の命を預けられる医者かどうか』を必死で見極めようとしているから」

手術をしてくれる医者選びは、患者さんにとって人生の一大プロジェクト。

この「身体すべてをアンテナにして見極めようとしている」という表現は、ほかの医者が書いた文章の中で読んだことがある。不安を抱えた患者さんに説明をしてきたベテラン医師の共通した感想なのだ。「良医」の主たる条件とは、間違いなく患者さんと心がつながること、コミ

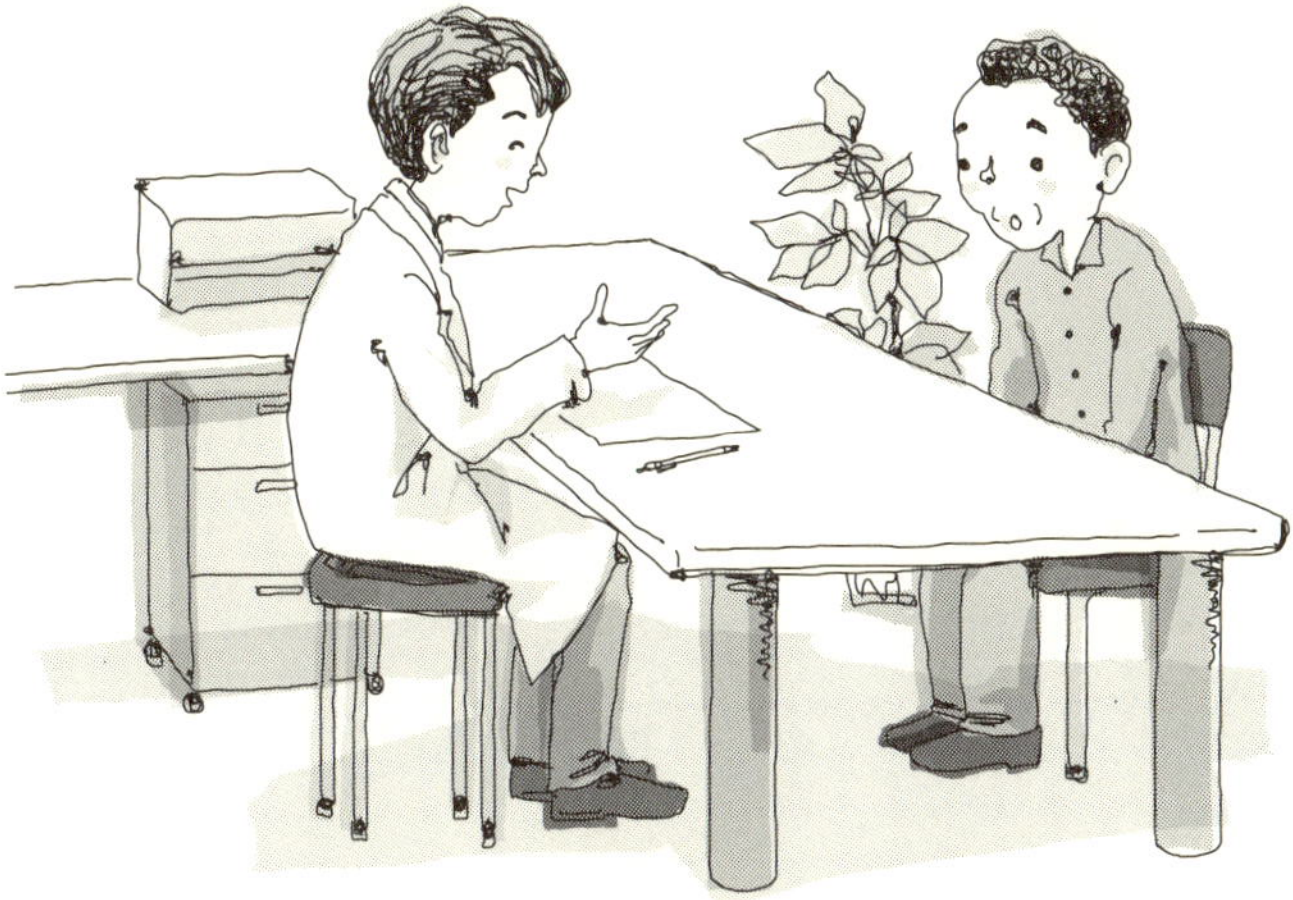

ュニケーション力の高さである。「患者さんのアンテナ」に気がついているH君は「名医であり、同時に良医」といえるだろう。

だが、H君は外科医として高度な技術、実績を持っているからこそ患者さんに必死で、自分のできることを説明している。もし「何もせず様子を見ましょう」「わたしには手におえません。ほかの外科医を紹介しましょう」といつも言う外科医だったら、心を砕いた説明も、患者さんのアンテナもくそもない。

かつてわれわれは、技術はそれほどではなくても心や誠意でそれを補完するのが「良医」と思っていたが、そうではない。技術が未熟で、上達に懸命な時期には、説明に心を砕く余裕などない。技術を上達させる方が先だ。これは医療にかかわらず技術職はすべてそうだ。

一見矛盾しているようだが、「良医」こそ「腕」が必要。高度な技術を身につけていく（名医を目指す）からこそ、高度な説明力、コミュニケーション力が身についていく。医療技術の進んだ今日、「名医の条件」と「良医の条件」は同じものに近づいていく。「ナンバーワンを目指さないやつがオンリーワンになれるわけがない」と言った人がいるが、まさしく「名医に近づこうと努力をしないやつが、良医になれるわけがない」。

この本で以降登場する「名医の条件」は、すべて「良医の条件」と同意義と思っていただきたい。

名医の条件①「言葉の力で安心させてくれる」

「名医の条件」とは、広くいえばコミュニケーション力。そしてやはり「安心させてくれる言葉を発してくれるかどうか」だと思う。なぜなら「名医」は前述のH君のように「患者さんのアンテナ」に気がついている。名医の一言で、身体がスーッと楽になるくらいの力がある。

わたしの経験を書こう。父が病院で亡くなる数日前のことだ。すでに意識のない父には酸素吸入がされていたが、痰《たん》が多いため、痰が詰まって窒息しないように溶解させる薬を霧状にして吸入する機械（ネブライザーという）も同時に使用していた。このネブライザーのチューブと酸素チューブは接続している。

そのため父が自分で呼吸するたびに、チューブの中で呼吸音が反響して、

「ズォーッ！　ズォーッ！」

と、すごい音がするのだ。これがつき添いの家族にとっては痛々しく響く。つらそうな、苦しい呼吸をしているように見えてしまう。ある日、わたしと母のつらそうな表情からそれを察したのだろう、主治医団の先生の一人が、

「ネブライザーのチューブは太いので、どうしても音が中で反響するんですよね。でも、実際にはこんなすごい音で呼吸しているわけではないですから……ほら」

そう言って、父の吸入チューブを一時的にはずした。

たしかに父は、そうすれば普通の音でスースーと呼吸していた。

「お父さんは苦しくないです。大丈夫ですよ」

もう本人に意識がないのだから「苦しい」も何もない。だが、わたしと母にとってはナイスタイミングの言葉、まさしく苦痛を減らす「癒しの言葉」だった。

H君の言うように、医者はまず「目に見える数字」を見せなければならないが、数字はあくまで数字。納得は与えてくれるかもしれないが、医者に対する「信頼」を生み出すものではない。患者さんは数字を信頼するわけではなく、信頼するのは血の通った人間そのものなのだ。

やはり医者を信頼するようになるのは、実際にその医者に会って、会話を交わして「不安」が減少してからだろう。いかにメールやネットが進化しようが、「直接会うに勝るコミュニケーションはない」のだ。

その証拠に多くの体験談を読むと、患者さんが感動して「この医者ならまかせられる！」と思ったときというのは、

「わたしが執刀医でよろしいですか？」

という主治医の言葉を聞いたときであったり、

「（ここに来るまで）苦しかったでしょう」

と声をかけられたときであったり、

「これから長いおつき合いをしましょうね」

であったり、会話の中でのほんの短い一言なのだ。

逆に、いかに評判の「名医」でも、話を聞けば聞くほどあなたが不安になるのであれば、残念ながらあなたにとっていい主治医ではないかもしれない。

5年ほど前、ある人にいただいたメールにこう書いてあったのを思い出す。当時わたしの書いた本への感想メールだった。

「落語は人間の業の肯定だと亡き談志師匠が語っていましたが、まさに医療の現場も人間の業の肯定なくしては一歩も前に進めない、過酷な1分1秒の連続だと推察します。今回改めて思いいたったのは、患者と医者の不毛な対立構造の解消に効く魔法の薬などないけれど、それは案外、現場でのものの言い方であったり、ユーモアの精神であったり、そういうソフト面の工夫によるしかないのかも、ということです」

今しみじみ、このメールの内容をかみしめている。

名医の条件② 「丁寧に説明してくれる」

わたしが小学生の頃は、かかりつけの医院の先生が病気の夜間往診に来てくれていた。それは昭和40年代後半まで続いたと思う。

発熱のときは聴診器をあててもらい、解熱剤の注射を打つ。すると次の日にはうそのように元気になる。まさしく「魔法の注射」だ。

昭和30〜40年代の医療というと、わたしはたしかに往診で元気になった思い出しかないが、現代医療なら助かる命が多く失われた時代でもある。心筋梗塞を発症すればほとんどの人が亡くなった時代だ。しかしそういう時代なのに、医者は患者さんに信頼されていたし威厳があった。往診に来ていただく姿はまぶしく輝いていた。

ある人が書いていたが、「昔の医者は威厳があった。今の医者はみな自分の治療に自信なさげで、オドオドしている」。だが、「だから昔の医者の態度が正しい」とはならない。医療技術や治療結果は現代の方がはるかに高い。当時の医者の輝き、威厳は「治療効果」とは違う原理に支えられていたことは間違いない。それは「父性原理」(「大丈夫!」「俺にまかせておけ!」)である。

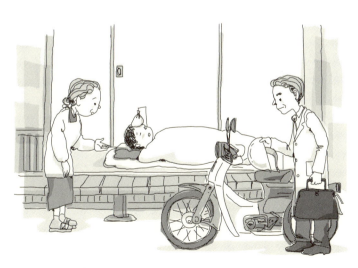

そういえば往診のとき、魔法の注射と同時に「さあ、これで大丈夫！」という言葉ももらったような気がする。

だが、父性原理は医療の場合は実はもろい。もし治療結果が思わしくないとき、「だめかもしれないけど、あのとき先生は大丈夫と言ってくれたんだ」と思うか、「大丈夫と言ったからまかせたのに。許せない！」と思うかは、医者に対してどういう感情を持っているかがすべてだ。昭和の医者はみんなに愛されていたのだろう。

今日では無理だ。「医者にまかせたら何をされるかわからない」と書いてある本が多く見られる今、父性原理は成り立たない。

まだわたしが医者になって5年目くらいのときだ。アルバイト先の病院で当直していると、腹痛の妊婦さんが来院され、産婦人科のある病院に救急で搬送し、わたしも同乗した。車上で患者さんが、

「先生、赤ちゃん大丈夫ですよね！」

と言ってくるたびに、

「大丈夫、大丈夫！」

と言ってわたしは手を握りしめた。

後日、産婦人科救急の本を読んで仰天。「患者さんに胎児のことを聞かれて、安易に大丈夫などと言ってはいけない」と書いてあったのだ。もう20年以上も前の思い出だ。当時すでに医療は「大丈夫」という言葉はできるだけ使わない方向になりつつあった。解熱剤の注射も、副作用やそのほかの理由で使わなくなった頃だ。「大丈夫」も「魔法の注射」も消えてしまった……。

かわりに医者が選んだのは、「懇切丁寧な説明」だった。名医の条件の二つ目は、「(「大丈夫」とは簡単に言えなくなってしまったが、かわりに)納得いくまで丁寧な説明をしてくれる」、である。

とはいえ、実はこの「納得のいく説明」は多くの考えるべき問題を抱えている。ここではとても書ききれない。また、「インフォームド・コンセント」「セカンドオピニオン」について考える章で改めて再考したい。そしてこの項は次の言葉で締めくくることにしよう。

父性原理が壊れて父親の威厳がなくなっても、父子の愛情や信頼まで壊れるわけではない。医者と患者の関係もきっとそうだ。

名医の条件③「よく話を聞いてくれる」

『しあわせはどこにある』（２０１４）というイギリス映画にこういうシーンが出てくる。サイモン・ペッグ演じる中年の精神科医が、飛行機の中で急病人の女性に遭遇。脳腫瘍の末期の女性だった。精神科医は横につき添い、ずっと彼女の話に耳を傾ける。

空港に到着し、救急車に移乗する前に彼女は言う。

「あなたはいいお医者さんね」

「ぼくは何もしていない」

「ずっと話を聞いてくれた。いいドクターよ」

医者が主人公のドラマや映画では、飛行機内で急病人が出た場合、大概そのあたりにあるものを利用して、奇跡的な神業で患者を救うパターンがほとんどだが、「話を聞くだけ」というのは初めて観た。

自分が患者さんの役に立っているかどうか悩んでいた主人公は「話を聞くことは、その人を幸せにする」と気づく。

医者のコミュニケーション能力というと、どうしても「医学知識のない患者さんに医療のことを、わかるように上手に説明しなければ」という思いが強い。本やブログを見ても「丁寧に説明してくれる」「やさしく説明してくれる」「わかりやすく説明してくれる」など、「いかに説明するか」は名医の条件として数多く挙げられているが、「患者の話をよく聞く」はなかなか出てこない。しかし「説明が上手」ということと、「話を聞くのが上手」というのは車の両輪のようなもので、どちらか片方だけではダメだろう。

一方的に話すだけでは、説明能力は向上しない。たしかに説明の上手な医者の話し方を聞いていると、

「ああ、この先生が説明にこういう表現を使うのは、過去に患者さんからそれに関係する質問があったからなんだろうな」

と思うことがよくある。

医者は自分の専門分野についてはわかりやすく、専門外のことについては適切にその専門の医者に紹介しなければならない。

しかし、実はわたしはこの医療の高度な専門分化にはちょっと忸怩《じくじ》たる思いがある。わたしの専門領域は生活習慣病、動脈硬化であり、専門医の資格は糖尿病専門医である。自

分がふだん全身管理している糖尿病患者さんを他科に紹介する場合はいいが、ほかの科から血糖コントロール依頼で外来に回ってきたとき、ちょっとつらい場合がある。診察、聴診、触診ももう他科で終わっている。いろんな検査もすでに他科で終わっている。本当に「血糖のみ診る」になってしまう。信頼関係を築くも何もない。

10年前のことだ。ある完治しない悪性腫瘍の患者さんから、わたしが往診でインスリン注射の量を指示しに行っていたのだが、亡くなる数週間前、

「〇〇科の先生は検査で腫瘍を見つけてくれた。××科の先生は手術してくれた。あんたはいったい何をしてくれたというんだ。あんたはダメ医者だ!」

と言われた。苦い思い出である。ヤブ医者と言われる方がまだましだ。当時のわたしは、

「ああ〜、やっぱり患者さんが『この先生にお世話になった』と思うのは目に見える技術(検査、手術)じゃないとダメなんだろうな。血糖の指示じゃダメなんだよな。昔はがんの患者も自分で診てたけど、医療は専門分化しすぎてしまったな」

などとふてくされていた。

しかし、冒頭の映画の飛行機のシーンから考えると、わたしは(悪性腫瘍に対して)何もできない分、もっとあの患者さんと話をし、もっと話を聞けばよかったのだろうか。そ

うすれば、

「ぼくは（糖尿病の指示以外）何もしてませんよ」

「いや、ずっと話を聞いてくれた。いい医者だよ」

と言ってもらえたかどうかはわからないにしても、たしかに聞くことは大切なのだ。

名医の条件④「一人ひとりを気にかけてくれる」

『医療者の心を贈るコミュニケーション～患者さんと一緒に歩きたい～』（日下隼人著、医歯薬出版、２０１６）にはこう書いてある。

「病気の人は悔しい思いでいっぱいです。自分はこの地球上で最も重要な人物ＭＶＰなのに、（中略）たくさんの患者のワンオブゼムとして扱われることが不愉快です」

社会的肩書の高い人（たとえば会社の重役、大学教授、宗教家、スポーツ選手、警察の幹部など）が入院してきた場合、ときに驚くほどわがままだったり、怒りっぽかったりするが、これもそういうことだろう。会社では多くの部下がペコペコするのに、病院ではほかの人間と同じ扱い。医者は「肩書や職業で患者さんへの態度に差をつけてはいけない」と頑《かたく》なに思っているので、その態度がまた怒りの炎に油を注ぐ。

とはいえ前述の本の表現を借りれば「患者さんは、箸《はし》が転んでも悔しい状態」なので、無職の人は無職の人で、

「生活保護だと思って、ちゃんと診てくれない」

などと怒る人もいる。病院の医療平等主義は患者さん側に伝わっていないし、喜ばれてもいない。

療養型病院の院長をしている同級生に、

「一人で50〜60人の入院患者を担当するとはすごい」

と感心して言うと、

「そう思うのはおまえが医者だからで、患者はそう思わない。患者を多く担当するほど、1人の患者にさく時間やエネルギーは減っていく。100人を担当すれば、患者にとってみれば100分の1だ。患者やその家族の評価はむしろ下がっていくような気がする」

という言葉が返ってきた。

医者は仕事を頑張れば頑張るほど、患者さんのオンリーワンからどんどん遠ざかってい

く。優秀な医者ほどそうなのだ。この悪循環を少しでも改善するかもしれないヒントをネット上で見つけた。学校の先生と思われる人が書いた、ある整形外科クリニックでの体験談だ。

そのクリニックは患者さんが多く、医者は何人も同時に診察している。しかし通りがかる際に、看護師さんがその人に包帯を巻いているのを観察していたので、安心できたとのこと。

つまり四つ目の「名医の条件」は、「どんなに多くの患者を相手にしても、一人ひとりを気にかけてくれる」。名医は多くの患者さんを相手にしててんてこまい。それでも「あなたはワンオブゼムであると同時にオンリーワン」と、患者さんに思わせてくれる医者こそ名医ということだろう。

今にして思えば、往診に来てくれた昭和の町医者がまぶしく輝いていたのはこれかもしれない。

ある脊髄疾患で下半身が動かない車いすの患者さんのことを思い出す。その患者さんは、脊髄の手術をしたが、下半身の力は回復しなかった。

「手術してくれた外科の先生がね、今でも毎日毎日、病室に会いに来てくれるんです。

そして『ぼくはあなたの足が動くのをあきらめてないからね』と言うんです」

オンリーワンもここまでくると、普通の医者にはとても真似できそうにない。

名医の条件⑤　ソフト面とハード面

「S先生は名医ですね」

とある研修医が言った。わたしが40代半ばの頃、某病院でのことだ。

S先生とはその頃赴任してきた内科系の部長だ。わたしより三つ年上だったと思う。

S先生は研修医の担当する一人ひとりの患者さんについて、じっくり話し合い、治療方針を討論し、指導している。その過程において研修医は「この先生はほかの指導医と違う」と、S先生の経験や知識の豊富さを体で実感するのだろう。また、S先生は頻繁に、若い先生たちを食事や飲み会に誘い、研修医の公私にわたる悩みや将来の進路相談をしていたようで、いい意味で人心掌握術に優れていた。これも「コミュニケーション力」だろう。

わたしもダメ医者と呼ばれた思い出があると同時に、「いい医者」と言っていただけた経験もある。

たとえば、わたしが入院患者さんの病室を訪れた際、患者さんがベッドに腰をかけて、すぐに話が終わるときはいいが、話す内容が長くなるときには、ベッド横の椅子に座ってゆっくり話していた。とくに深い理由はないが、立ったまま見下ろして長く話すことに違和感があったからだ。後日、「椅子に座るなんてけしからん」という人もいるかもしれないが、わたしにとっては患者の目線で話してくれるいい先生」という投書をいただいた。

わたしも含めほとんどの凡医は、いつもダメ医者というわけでもなく、ときにはいい医者になったりしながら経験を重ねていくものだろう。

これらのエピソードでもわかるように、患者さんがある人間を「いい先生だ！」と思う瞬間とは、治療で技術の腕を見せたときや、治療効果が劇的であったときより、コミュニケーションがうまくいったときであることがわかる。

「それは内科だからだろう。手術のある外科ならまた違う」と言われるかもしれない。

しかし、マスコミに登場する有名な「名医」のインタビュー記事などを読むと、腕で勝負する彼らでさえ「名医の条件」として「手術の腕！」とは答えていない。「誠実さ」「我慢強さ」「統率力」などのソフト面を挙げている。

手術はやはりチーム医療だ。リーダーの外科医がいくら腕がよくても、人間性がないとチームはついてこない。

一流のレストランの条件を聞かれて「料理がおいしいこと」などと言わないのと同じだ。料理がおいしいレストランなど星の数ほどあるわけで、その中で何をもってほかと線引きするかだ。

医療の進んだ今日では、技術や知識の向上は、もはや「いい医者の条件」ではなく「医者たる最低条件」なのだろう。

名医の条件として大切と思われるものを「ヒント1」では四つ紹介したが、どれも「心のつながり」をベースとするソフト面ばかりで、「技術の腕」「最新の医学知識」などのハード面が挙げられていないのは、そういう理由である。

しかしもちろんソフト重視を100％絶対的と考えているわけでない。たとえば、次のような疑問も浮かぶ。

①この考え方だと、技術や知識のないヤブ医でも、口が上手で会話能力に長《た》けていれば名医に見えてしまうのではないか？

②たとえ人間性がいまいちでも、難病の手術の成功率の高い名医であれば、難病になればその医者を選ぶのではないか？　これはソフト重視と矛盾していないか？（昔から医療にかぎらず技術職に共通する悩みである）

「ヒント2」では、「技術と心のジレンマ」としてこの疑問への答えを考えつつ、よく陥りやすい「そうでなくても名医に見えてしまう錯覚」などを具体的に紹介しよう。

ヒント 2

無医村、過疎地診療に名医の神髄を見る

「なぜ医者は初心を忘れてしまうのか」

名医と呼ばれる外科医の先生が、インタビューの中で「こういう先生はすごい。尊敬します」と言っていた。それは「無医村、過疎地で働く医者」。その理由は、ほかの医者に応援も助手もしてもらえない、たった一人で頑張っているからだそうだ。医者と患者の関係においても、一人だけというのはすごい。自分一人ですべての患者さんとうまくやっていかなければならない。患者さんも「この先生とは合わないから別の曜日に来よう」というわけにはいかないのだ。

この本を読まれている人たちは、そういう名医を探しているわけではないだろうが、「名医の技術と心」について考えるのに、無医村診療のあり方は避けて通れない。しかし現実には、無医村で働く医者そのものが絶対的に不足している。

「都会の医者は、無医村や地方の町が医者不足で困っているのに、なぜ行こうとしないのか」

以前、ある女子高生からたずねられたことがある。

「医者はベテランになると初心を忘れてしまうのか」

どう答えていいかわからず苦笑い。たしかに学生時代、医学部受験の動機を聞かれると、「他人の役に立ちたいから」という人が圧倒的に多かった。

だが考えてみればこれは不思議な話だ。仕事とはすべて人の役に立つためにするものだ。農作物を作るのも、バスの運転をするのも、料理を作るのも、すべて人の役に立っている。

しかし仕事を選ぶ際に、いちいちそれは口に出さない。思うに医療関係職の場合、役に立つべき対象が「病気で苦しんでいる人」と特殊に限定されるからだろう。

だが一人の医者が貢献できる範囲はかなり狭

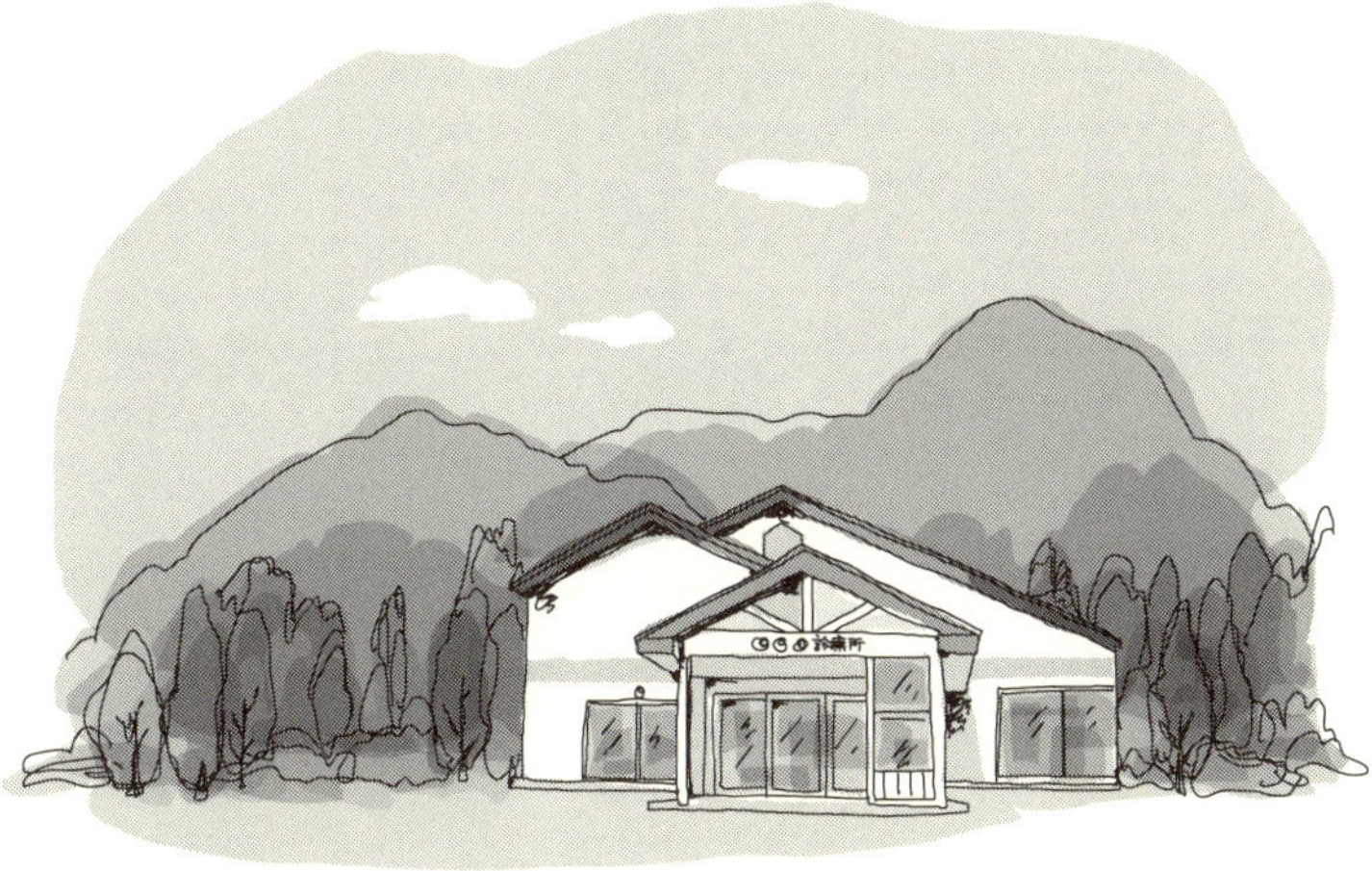

い。むしろ病気で苦しんでいる人のためという意味では、新薬を作った人やＣＴ（コンピューター断層撮影）やＭＲＩ（磁気共鳴画像）などの医療機器を開発した人の方が、医者とは比べものにならないくらい患者さんたちに貢献している。

医学部を目指す人が多いことを考えると、

「病気の人の役に立ちたい。だから薬学部に進学して将来薬を開発する」

「工学部に進学して、将来医療機器を作る」

という選択肢の人が同様にいてもいいはずだが、そういう人は少ない。なぜか。

多分、工学部や薬学部に進んでも、将来新薬や画期的な医療機器を作れるとはかぎらない。むしろハイレベルな狭き門だからだ。ところが医学部は、ほぼ全員が医者になる。

だが、ここには「医者になってしまえばどこでも働ける」という錯覚がある。テレビであるコメンテーターが、「医者は努力していない。楽な仕事だ」という内容の発言をしていたが、それは「医者になってしまえば、努力しなくてもどこでも働ける」という感覚からの発言に聞こえた。もちろんそれは大きな誤解だ。現場の医者の感覚は、

「医者の仕事は日々、努力と忍耐」

という感覚であり、コメンテーターの発言とは正反対だ。

この一般の人と医者との感覚の乖離《かいり》は、「なぜ無医村に行かないの」という質問にも関係があるように思える。

医者は物資に満たされた都会で快適に暮らしたくて、地方に行かないわけではない。

そもそも「都会は医者が多い。地方は足りない」という意見にも違和感を覚える。都会は医者も多いが、患者の数も圧倒的に多い。将来的には増え続ける高齢者に、医者どころか病院の数も足りないという意見も聞く。

わたしは今、神戸市のど真ん中にいるが「医者が多い」と感じたことは一度もない。どの病院のどの科も、一人の医者が抱える外来患者数、入院患者数は限界いっぱいだ。医者がもう一人増えてもいいぐらいなのに、増えるどころか逆に過労で心身の体調をくずし、最前線をリタイアしていく40代、50代の医者を毎年何人も見る。

「自己犠牲」の精神で無医村で頑張れ？……だが無医村でなくても、自分の身を犠牲にして働かねばならないときは人生に必ず何回か訪れる。わたしの場合、それは30代のときの阪神・淡路大震災（神戸市のど真ん中で直撃）と、40代の当直続きで過労で倒れたときだったと思っている。

無医村、過疎地診療の問題への答えは一元的ではなく、解決は容易ではない。単なる医者のヒューマニズムうんぬんで解決することではないのだ。

さて、読者は「名医の技術と心」の話のはずなのに、なぜ無医村の話になっているのかと思われるに違いない。

だが一見無関係に見えるが、実はこの無医村問題には「ヒント1」の最後に挙げた「名医の条件への疑問」を解く鍵が隠されている。

これから段階を追って解説させていただく。

ベテランの医者ほど慎重になっていく

医者がなぜ過疎地に簡単に行けないのか。そこには一つの大きな壁がある。

それは「技術の壁」、正確に言えば「どこまで技術を求められているのか、はっきりしない。本当に自分でいいのか?」という壁である。

ベテランの医者ほど慎重になるに違いない。なぜなら医者として多くの経験を積めば積むほど、いわゆるヒヤリハット（かろうじて医療事故や誤診を未然に防げた事例）の経験も増えていく。

思えば、救急専門医でないわたしでも、長く急性期病院に勤めた経験の中で、当直などで「ああ、あのときあの検査をしておけばよかった」「ああ、ほかの先生がいてよかった。おれ一人では危なかった」というヒヤッとする思いを数多く味わっている。

たとえば忘れられないこんな経験がある。

50代の女性が「風邪をひいたあと全身倦怠《けんたい》感と動悸《どうき》がする」と夜間に救急外来を受診された。聴診上も採血も胸部X線も異常ない。だが、血液ガス検査では、酸素飽和度は低い。原因がわからない。

心電図では陰性T波が出現している。これは普通は心臓の虚血や心筋梗塞《こうそく》後の時間経過を意味する。だが症状や経過上それは考えにくい。血液中の心筋の酵素も上昇していない。わたしは検査技師さんを呼び出し、心臓超音波検査（心エコー）をしてもらった。

検査室からすぐ電話があった。「急性の右心不全ですね。肺動脈も拡張しているし、これは肺梗塞でしょう」

肺梗塞は下肢の静脈の血栓などが肺に飛んで起こる。教科書的には肺X線の楔《くさび》状陰影、血中LDH（乳酸脱水素酵素）の上昇、などと書いているが、臨床の現場ではそう定型的ではない。循環器の先生によって緊急血管カテーテル検査がされ、血栓溶解療法が施行された。

「もし心エコーのできる検査技師さんが当直していなかったら、どうなっていただろう」と思うとあとで冷や汗が出た。ほかにも腹部大動脈瘤《りゅう》、子宮外妊娠など6～7件思い出す。そして、「こういう患者さんが無医村の診療所に来たら、どう対処しているんだろう」と不思議でたまらない。

わたしでさえそう思うのだから、救急専門の医者や大病院で最先端の診療を行っている医者など、さらに過疎地診療に対して慎重になるだろう。

逆にこういう経験をまったく知らなければ、悩むこともない。

海外の難民キャンプで働いてきた医者とか、役人畑の医者が、無医村に赴任するニュースを聞くとちょっと驚く。一般の人たちは「大病院で働いた経験がない医者でも、できるのが無医村診療」と思うかもしれないが、むしろわたしは逆に「大病院で働いた経験がない（＝最新のヒヤリハットを知らない）のに大丈夫か」と心配してしまう。

救急疾患だけではない。もし過疎地に赴任したら、むしろ救急診療よりも一般診療の方で毎日悩むのではないかと思う。

現実に悩みそうな問題をいくつか挙げよう。

前提として、無医村の診療所から大きな病院までは近くても車で1時間以上、と仮定しておく。

（例1）高齢者を聴診していると、心雑音や不整脈の見つかる人がとても多い。過疎地の高齢者もそうだろう。放置していいか、治療が必要かは、循環器的な専門検査が必要だ。みなわざわざ遠くの総合病院の循環器科に検査に行ってもらうことになるが、それでいいのか。

（例2）患者さんが慢性の呼吸器症状が続くとき、聴診やレントゲンだけではわからない。肺CTを撮ると、レントゲンではわからない早期肺がんのみならず、肺結核、肺気腫、胸膜疾患、気管支拡張症、間質性肺炎などいろんな病気が見つかる。どこまで患者さんにCTをすすめるのか。

おわかりのようにどれも「どこまで都会と同じ診療（検査、治療）をするのか。どこまで他院、他科に紹介するのか。その基準は誰が、どうやって決めるのか」ということだ。

挙げているときりがないので二つだけ書いたが、ほかにもめまいのときの脳MRIとか、血便のときの大腸内視鏡とか、あと10件ほどはすぐに思い浮かぶ。

過疎地診療は自己完結ではない

そもそもその村には大きな病院がなく、村を出て遠くの病院に通うのが大変だからこそ診療所を作ったはずだ。ところが何かあるたびに、よその病院に検査に行かされるのでは本末転倒。住民もたまらない。高齢者で足腰が弱っていればなおさらだ。

しかし、だからといって「この診療所ではその検査はできないから、何もしなくてもいい」となるだろうか。高齢者でも治療の必要な不整脈はいくらでも見つかるし、慢性肺疾患もいるだろう。

内科疾患だけではない。整形外科、眼科、皮膚科はどこまで自分で診て、どこまで紹介するのか。小児科、婦人科的疾患はどうするのか。

自分が内科なのでつい内科的なことばかり心配してしまうが、実は高齢者の受診は、転倒による骨折、打撲や慢性の膝、腰の痛みが圧倒的に多い。だが、わたしは骨折の処置には自信がない。

耳鼻科は。昔、のどに魚の骨が刺さって取れない子どもが救急受診し、耳鼻科の先生が器具を使ってあざやかに取り出す処置を見たことがある。わたしにはあの処置はできない。

この話を聞いてみなさんは「ええっ！ 医者って赴任する前にそんなことまで考えるの?」と意外に思われたに違いない。なぜなら一般的な感覚では、「無医村だから、診察だけして、症状に応じてその薬を出しておけばそれでいい」くらいのレベルに考えているだろうから。

だが過疎地診療を応援している「へき地ネット」というホームページでも、「へき地医療はその診療所での自己完結ではない」としっかり書いてある。疾患が見つかれば必要なら専門医、それなりの病院に転送する義務があるのだ。どこかに一人で診療に行くということは、プライマリー(初期)な診療はもちろん、専門外では検査も紹介も含め、「全責任を負う」ということだ。責任は重い。生半可なことではできないだろう。

風邪や胃腸炎や血圧だけ診ればいいわけではない。検査をしないとわからない重篤な疾患もある。こういうことを書くと、

「やれやれ。都会で患者を検査漬けにして、検査にばかり頼っているから、そんな考えの馬鹿医者になるんだ。過疎地では医療機器がないならないで、その範囲で何とかすれば

いい」

と反論をする人が必ずいる。いわゆる現代医療の「検査漬け批判」「検査にたよる医者＝ダメ医者論」だ。

とんでもない。この考えに二つの観点からしっかり反論しておこう。

「命の必須アイテム」としての検査

一つ目は「現代医療はそんなに甘くない。昔ならともかく現在では、検査そのものが治療の一部となっていて、命を救うのに必須アイテムとなっているものが多く存在する」ということだ。多くの例を書きたいところだが、紙面の都合もあるので一つ挙げておく。

医療ドラマの救急のシーンでも全然描かれないし、医者も患者さんにその検査結果を説明することがあまりないが、それは「血液ガス検査」だ。

血液ガス検査とは、動脈血を採取してその酸素、二酸化炭素の分圧を測定することだ。

呼吸困難の患者さんはもちろんのこと、救急で搬送された重篤な患者さんには、ほぼ必ず救急外来で検査する。もし血液中の酸素が低くても、二酸化炭素がたまっていれば、高濃度酸素吸入はかえって危険だ。低濃度の酸素を吸入もしくは投与酸素飽和度を推算できるベンチュリーマスクという吸入マスクを使用する。

この検査の大事なところは、人間の血液は、同時に血液のpH（ペーハー、酸性かアルカリ性か）が測定できるということだ。人間の血液はもともと弱アルカリ性だが、命にかかわる重篤な状態のとき、血液は酸性になっていることが多い。いわば酸の海におぼれているようなものだ。この状態だと、内臓の細胞がどんどん壊れていく。のみならず、多くの薬剤は弱アルカリのときに効果が大きいことが多いので、治療してもいろんな薬が効かない。そこで救急医は必要量を計算してメイロンという薬（重炭酸）を点滴に入れるか、静脈注射してpHを補正する。

ほかにもこれに類する必須検査が多くあると思っていただきたい。だがそういうことをまったく知らないと、救急外来でも「医者は点滴して酸素吸入しているだけ」に見えるだろう。

現実にはこの血液ガス検査のおかげで、数えきれないほど多くの命が救われているに違いない。「検査漬け」と医者をバカにする人たちも、本人もしくは家族、友人、必ず誰かがこの検査で命を救われている。だがそれをほとんどの人が知らない。知らないから「最近の医者は検査の数字ばかり見てダメだな」「昔の医者は検査なんかない状態で頑張っていた」とバカにできる。だが、今や検査も治療の一部なのだ。

さて、これはそのまま過疎地診療へのわたしの質問になる。もし呼吸困難や重篤な疾患で患者さんが診療所にかつぎ込まれたとき、そういう必須な検査がないままに、点滴や酸素吸入をしていいだろうか。施した処置、治療が逆効果や無効の可能性もあるが「ないならないで、できる範囲でやったからＯＫ」なのだろうか。

わたしは自分や自分の家族が呼吸困難や意識不明で緊急搬送されたときに、血液ガス検査も行わないような医療や病院はご免こうむりたい。自分がそう思っているのに、患者さんにそんな医療を与えていいのか。

ないならないで頑張ればいいという錯覚

二つ目は「医療機器がないならないで」に対する反論だ。おそらくドラマの過疎地診療と同じく、思い込みのイメージ、錯覚ではないのか。

「ないならないで」といえば、スマホを手放せない若者たちを集めて、現代社会の便利さについて考えるセミナーの記事を思い出す。みんなで田舎に行き、数日間ケータイもスマホも取り上げられ、何日か共同合宿をする。その中でみな、初日こそ違和感があるものの、数日後には「人間って意外とスマホがなくてもやってけるもんだな」と実感し、ネット社会について考えるきっかけとなるそうだ。

「いい話だ。スマホばかりしているうちの子どもも参加してほしい」と思うかもしれない。

しかしこれは無医村診療とはわけが違う。スマホなしで暮らすのは期間限定であり、このあ

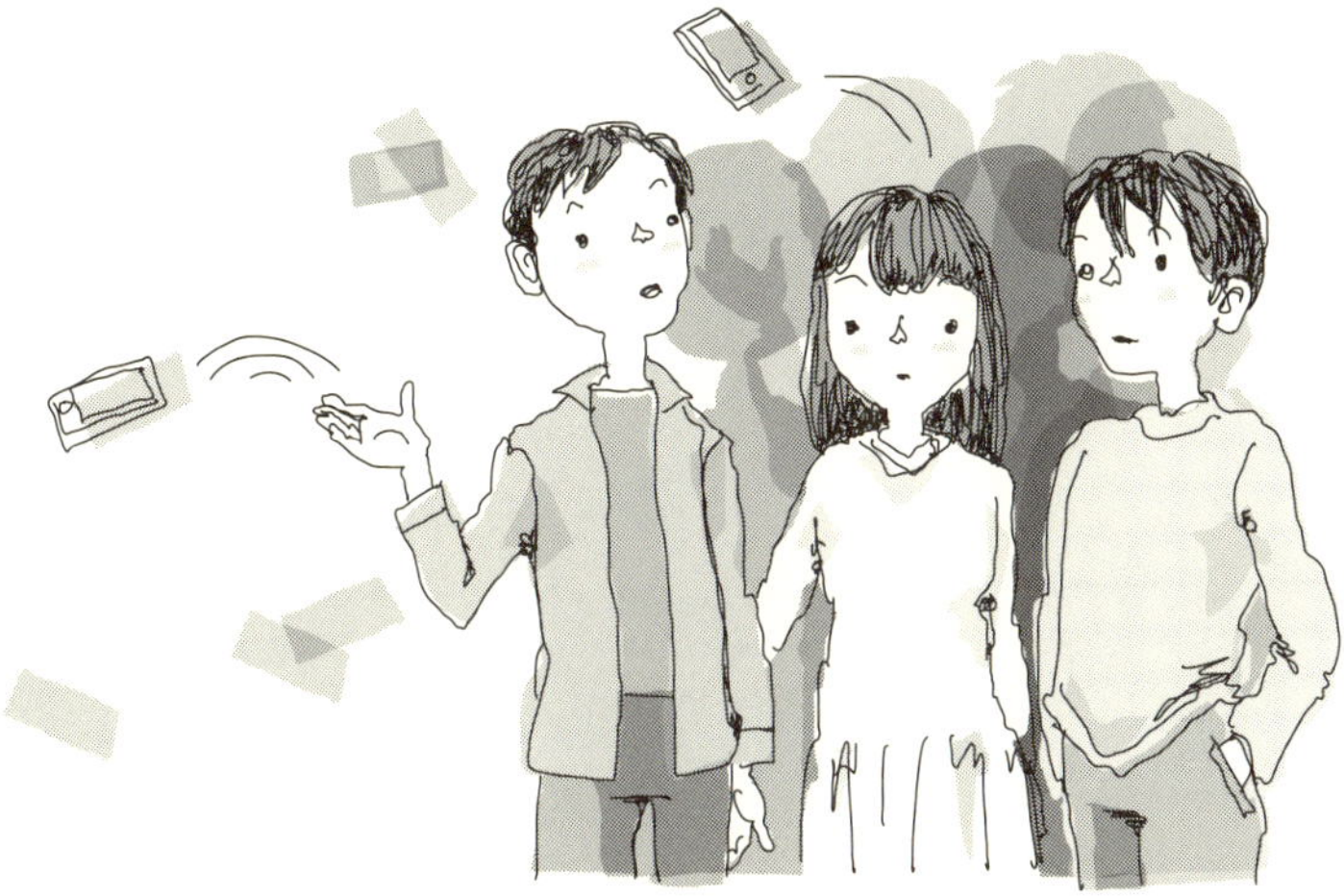

と都会に戻って、スマホを使う時間を減らすかどうかは本人の自由意志だ。そして何といっても、その数日間のスマホなしを本人も了承して参加している。

「ないならないで頑張る。なくてもＯＫ」が成立するには必要な条件がある。それはその当人たちの１００％納得の了承である。

ところが、「過疎地の診療所は、医療機器がないならないでできる範囲で」という意見には、肝心の過疎地の患者さんたちの意見がどこにも入っていないのだ！

「もともと無医村の田舎だから、住民もそこまで求めてないだろう」というのは、都会人の勝手な思い込みだ。本当に「田舎だから仕方ない」などと思うだろうか。むしろ「田舎だから助からなかったが、都会なら助かったかもしれない」と思ってしまうかもしれない。

世間一般には、「自然に囲まれた田舎の住人と超高齢者は、たいした医療をしなくても、病気になったら自然にスーッと弱っていく」という思い込みがあるようだが、もちろんそんなことはない。その証拠に、現実には都会の高齢者は、病気になれば争って大病院に駆け込んでいる。「医療はいらない」どころか、心臓の外科手術は80歳代の人がとても増えている。

わたしの知り合いの80代の人は、「年を取ったら病院に行かず、病気は自然にまかせようと思っていたら、高熱が出ただけでも苦しくて、あわてて救急病院に行ってしまったよ。自然にまかせるどころじゃないね」と言った。何歳になっても気持ちは同じ。20歳でつらい症状は80歳になってもつらいだろう。

過疎地の高齢者はどういう医療を求めているだろうか。現実を見てみよう。

まず、夜間休日の時間外診療はとても多いらしい。これだけでも「自然にまかせる」という感覚にはほど遠いことがわかる。では求めている診療技術のレベルはどうか。

わたしが直接聞いた地方新聞記者の言葉を紹介しよう。

「地方自治体の役人も、村の偉い人も住民も『とりあえず診てくれる医者を早く送ってくれ』と言うんです。でも赴任した診療所の所長が診察して『明日になってからでも大丈夫』と言っても、『不安だから』と深夜に何時間もかけて都会の救急病院に行ったりする。何のために行った医者かと思いますね」

最初は「とりあえず診てくれ」だが、重症だと「すぐに最先端の治療を」に変化してしまう。

だが、過疎地で都会と同じ標準医療、いやそれ以上の先端医療を求めるならば「とりあえずの医療」などない。

手術や内視鏡のような侵襲的治療だけではない。たとえば、脳梗塞の発症間もないときに血栓を溶解する薬を点滴し、劇的に改善させる方法がある。ただしこれは脳出血のリスクがあるので「ＩＣＵ（集中治療室）があり、専門の神経内科医、脳神経外科医の常駐する施設」でないと行えないことになっている。

では脳梗塞の疑いの患者を、普通の病院に送るのか、都会の巨大病院に送るのか、どうやって決める？　もし患者さんの家族が「できるかぎりのことを」と言ったらそれはどういう意味にとらえればいいのか？

過疎地ほど、ドクターヘリなどの救急搬送が都会より進んでいるだけに話がややこしい。どういう患者を選んでヘリで都会に送るのか？　選択基準がさっぱりわからない。求められているのは「とりあえず」なのか、「標準治療」なのか、「最先端治療」なのか。

あるアンケートでは、過疎地の住民の多くが、

「すぐ近くで、都会と同じ最先端の治療が受けられること」

と書いていたという。このことを地域再生案のお偉いさんたちはご存じだろうか。

地域医療再生は一元的には語れない。過疎地の住民の求める医師像、医者の求める医師像、地方自治体の求める医者像をそれぞれ理解したうえでないと討論にさえならない。「とにかく誰でもいいから医者を送れ！」と叫んでいても仕方ないのだ。

その名医のイメージ、間違っています！

思えば、過疎地で「求められている医者像」を考えることは、地域医療論にとどまらない。それはそのまま「かかりつけ医」や「高齢者医療に従事する医者」について考えることでもある。

医者に求められるものは、ここまで書いてきたことと共通している。「かかりつけ開業医」で自己完結とは誰も思っていない。むずかしい病気や専門外の病気が見つかれば、適宜、専門医や大病院へ紹介してほしいと思っている。高齢者医療も過疎地医療と同じ問題、悩みを抱えている。療養型病院（いわゆる老人病院）の経営者は、患者が寝たきりの高齢者ばかりだから高度な医療もいらない、老年の医者が1人いれば十分、くらいの感覚だ。

だが患者さんの家族は、「熱が下がらない！」「しゃべらない！」と、詰所にかけ込んでくるのが現実だ。ところが十分な検査はできない。その結果、療養型病院から急性期病院へ患者さんが頻繁に搬送されることになる。過疎地と同じ構図だ。

そもそも医者とは、血液ガスの例一つでもわかるように、医学知識を大量に備えていなければならず、なおかつそれぞれの専門においての特殊技術を求められる専門職である。どんな場所で行う医療であれ、「とりあえず診る」「ないならないでいい」はありえない。

「誰でもいいからパイロットを連れてきて操縦させろ。免許を持っていればできるだろ」

などと誰が言うだろうか。

実際には医者に対してこれと同じくらいおかしなことを言っているのだが、ここで医療の特殊性というか、このおかしさをカバーするために精神論、根性論が用いられる。

「患者のために頑張ろうという気持ちがあれば、いつでもへき地に行けるだろう」

「赤ひげ精神があれば、無医村に行けるだろう」

「患者を救いたいという気持ちがあれば、専門外でも救急で断らず診られるはずだ」

となってしまう。どうもみんなの心の中には、「医療レベルは高くないが、心、誠意で頑張っている医者＝名医」とか、「高度な医療機器のないところで、一人で頑張っている

＝名医」という思いがあるようだ。

われわれの年代の医者は、医学生のときに必ず一度は無医村診療にあこがれた経験があるという。そういうときに描くイメージや、一般の人たちが持つイメージは、映画やドラマで見るイメージに近いだろう。

無医村診療や孤島での診療を描く作品は多い。しかし、昔観た日本映画『阿弥陀堂だより』（２００２）を改めて観直してみると、無医村診療が描かれているが、主人公医師が村の超高齢者たちを聴診して、「大丈夫ですよ～」「薬出しときますね～」と言っているだけではないか。

最近の日本映画『風に立つライオン』（２０１５）にも、孤島の診療所が描かれているが、これも聴診しているか、傷に絆創膏を貼

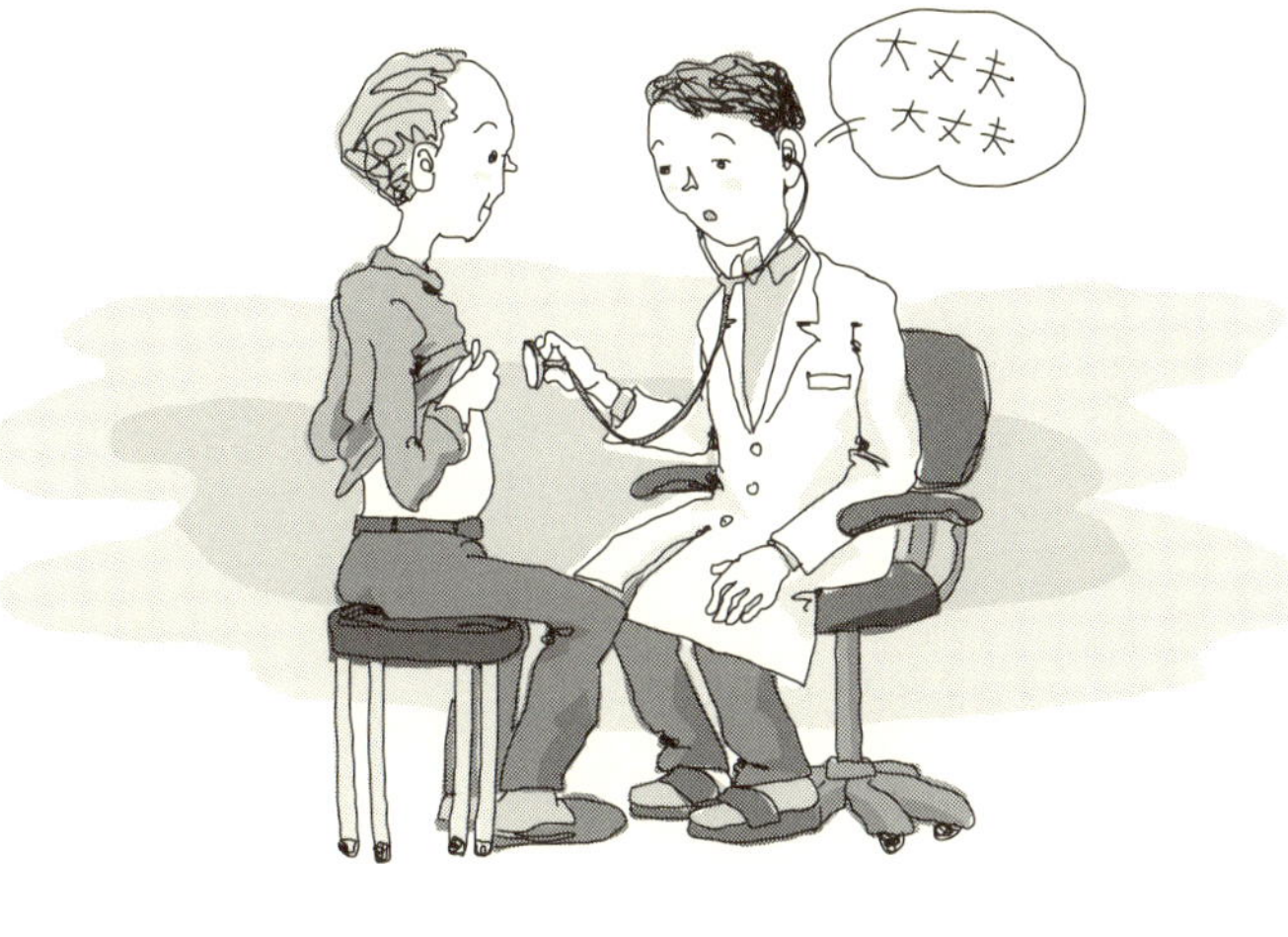

っているくらいだ。診療所で自己完結。しかも島民や村民にものすごく慕われている。

こういう映画を観ていると、「過疎地診療は甘くない！」と思っているわたしでさえ、「のんびりしていい感じだな。おれでもできるか」と、つい錯覚してしまうくらいだから、一般の人は「誰でもできそう」と間違いなく思うだろう。

だが、それではどんなダメ医者でも「名医」になれることになる。おそろしいことだ。

「その名医のイメージ、間違っています！」と叫ばざるをえない。

技術なき心の診療は存在しえない

もちろん、現在無医村で頑張っている医者は「名医」だろう。

だが、彼らは「医療資源の不足している中で、頑張っているから名医」なのではない。「知識、技術が一流で、いろんなことができていた名医が、何もないところでも頑張れる」という「結果」を見ているだけなのだ。

「何もせず経過観察するのにも、高度な医学知識と技術を必要とする」と言った人がいる。名言だ。いわば空手の達人が、あらゆる技の修行をしたのちに、あまり動かなくなり、単発の突きしか出さなくなるようなもの。技のコンビネーションのできない初心者と一見同じ動きに見えるが、実は似て非なるもの。

フィクションの中では、聴診してやさしく語りかける「無医村の赤ひげ名医」が大活躍。だが、真の名医は、同じように聴診だけしているように見えても、「ここではできないが、もし専門医に紹介したら、その先生はこういうことをするだろう」と、常に自分の経験から考えながら診療しているはずだ。

つまり過疎地診療こそ技術、経験ともに十分な医者でないと務まらない。医療の最大限の可能性を熟知し、なおかつそれをフルには使えないことを承知して過疎地に行く医者こそが適任だ。たとえば、6000件もの手術を経験され、現在は淡路島でへき地診療に従事されている外科医、大鐘稔彦氏（漫画『メスよ輝け!!』の原作者でもある）が、まさしくそうだ。

もしダメ医者が無医村に行ったら、1カ月も持たないだろう。

いかがだろうか。地域医療について語っているうちに、「ヒント1」の最後に書いた疑問の一つ目、「口が上手なヤブ医者が名医に見えてしまうのではないか」について答えが出ていることにお気づきだろう。

そう、答えはNOだ。その心配はほとんどない。

高度な技術がなくても心（と聴診器1本）があればできそうに思えてしまう無医村診療でさえも、実は知識、技術、経験が未熟であれば絶対にできない。

ましてや一般の診療において、未熟な医者が名医になりすますことなど絶対にできない。

「飛行機操縦の経験があまりないけれど、根性で頑張る名操縦士」など存在しえない。

いくら口がうまかろうが、態度がやさしかろうが、見た目が癒し系であろうが、知識、経験がなければ患者さんの心に響く会話などできるはずがない。また、病気への十分な理解があるからこそ、患者さんにいろんなことが質問できる。

心や誠意は医療資源不足を補完する道具ではなく、技術と同時に存在しないと医療現場で力を発揮できないものなのだ。

江戸時代の養生所ならともかく、今日では「技術なき心」の診療は存在しえない。

なお、今まで書いてきた過疎地診療に対する考えはあくまでわたし個人の考えであり、世の中の流れとしては、「医者を、若い頃の一定期間、強制的に無医村に行かせる法案を作ろう」「最初から地域診療に従事する総合診療医を医学生のときから別枠で育てよう」

という、真逆の考えであることを付記しておく。みなさんはどう思われるだろうか。

さて、では二つ目の疑問「外科医は腕がよければ、心は関係ないのでは?」に移ろう。

「術医選択のジレンマ」の錯覚

「心なき技術」の診療はどうか。これは答えるのがむずかしそうだ。

腕はいいが患者さんへのやさしさ、思いやりに欠ける医者。人格の欠如した医者は「存在しえない!」とすぐに断言するわけにはいかない。

たしかにわたし自身の経験でも、腕はいいが術前のカンファレンス(会議)で、内科医に向かって罵倒しつつカルテを投げつけてくるような外科医を見たことがある。心臓カテーテル検査や大腸内視鏡の上手な医者ほど、素晴らしい人格の持ち主かと言われれば、そんなに関係ないような気もする。

アメリカ映画『ドクター』(1991)は、腕はいいが傲慢な外科医が、自分が手術を受ける立場になり、やさしさや思いやりなどの人間性に目覚めていく話だ。医学生に見せるべき映画としてよく挙げられる名作だが、この流れでいくと「自分が手術を受けなければ、主人公は一生傲慢なやつだった」ことになる。そこがちょっとつらい。手術を受ける病気にならない外科医はいくらでもいるだろう。

この「そんな医者いないはずだ!」と断言できないあいまいさが、「自分が手術を受けるときに執刀医が傲慢な、人間性の欠如した医者だったらどうしよう」という一般の人たちの不安となり、昔からよくある選択の質問、「性格は悪いが腕のいい外科医と、性格はいいが腕がいまいちの外科医のどちらを選ぶか」になるのだろう。

現実問題として、それほど心配はいらないと思う。

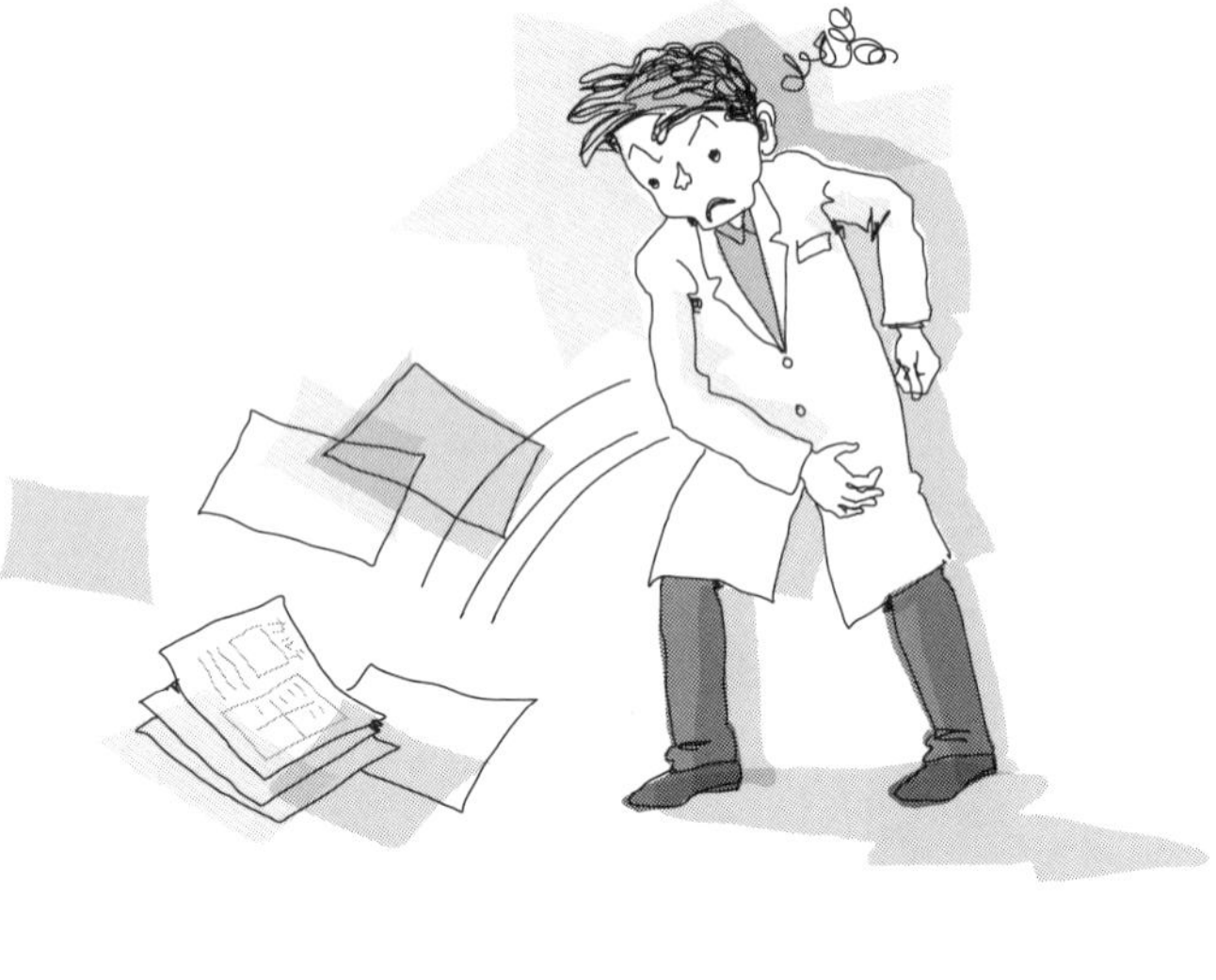

たとえばさきほどのカルテを投げつけるような医者。やはりそのうち病院から姿を消していく。そのあとそれなりの病院で外科チームを率いているという話も聞かない。もちろん腕がよくないと勝ち残れないだろうが、腕がいいだけでは消えていくのだ。人間性が壊れている人間の言うことなど誰も聞かないからだ。空手家が、空手が強いだけでは師範になれないのと同じだ。

また、わたしの経験でも書いたように、ベテランになるほど経験も増えるがヒヤリハットの経験も増えていく。だから慎重になっていく。すると傲慢にはなれないのだ。だから先ほどの「術医選択のジレンマ」も錯覚である。どちらの外科医も選択肢としておかしいのだ。それに、この質問なら誰だって腕のいい外科医を選ぶに決まっている。

もしそれを聞くなら、こういう質問にしなければならない。

「性格の悪い外科医と、性格のいい外科医がいて、二人とも腕はよく手術成績も同じ。あなたは、①性格のいい方の外科医に手術してほしい。②どちらでもかまわない。のどちらだろう」

「どちらでもかまわない」を選ぶ人もいるだろう。だが、そういう人にはこれを言っておかなければならない。

こういう仮定の質問のとき、無意識にわれわれは「腕のいい外科医」の手術は成功し、病気は完治し、そのあとは医者とつき合わなくてもいい、と勝手に仮定している。しかし現実には、手術で全部病巣を取りきれないこともある。また、手術中に心臓や肺が弱ることもあるだろう。さらにはもともと持っていた別の病気が悪化することもありうる。日本人の死因の1位ががんということは、手術しても完治しないがんも多いことを意味する。たとえばあなたの家族が手術を受け、手術後もその医者や病院と長くつき合っていかなければならないとき、やさしさ、思いやりのない医者は嫌ではないか。その医者は家族の最期を見送ってくれる医者かもしれないのだ。

わたしの現時点での結論はこうだ。

① 難病の手術の場合、その難病の手術の大ベテランにお願いするだろうから（今まで書いてきた理由で）、そんなに人間性のおかしな大ベテランはいないだろう。

② 一般の手術の場合、それほど手術内容に大きな差はないだろうから、やさしく、思いやりのある主治医を選べばいい。今後長いつき合いになることも考えて、「自分と性格が合わない」と思えば、病院をかわっていいのだ。あなたにはその自由がある。

ヒント3

主治医とセカンドオピニオンを使い分ける

自分にとっての名医をどうやって探すか

調べてみると「病院選び」や「医者選び」の本は、近年かなり出版されている。それを見ると大きく分けて二つの流れがあるようだ。一つは、（A）病院の実績やそこで働く名医を具体的に紹介するもの。もう一つは、「技術」や「腕」の方から選ぶタイプ。

（B）現役の医者が書いた「〜の選び方」的タイトルのもの。

（A）の方針は決して間違っていない。すでに書いたように技術的に実績があり、リーダーとなっている医者ほど人間も鍛えられているはずだ。（B）の内容も驚くほどどれも共通している。10冊ほど読んでみたが、「よいドクターは説明上手」「××病の権威は患者さんへの質問上手」「高度な知識がないといい説明はできない」など、やはり「コミュニケーション能力＝名医（良医）」というスタンスだ。そして「やさしさ」を名医の条件に挙げている本も多いことを今回知った。

さらに改めて気づいたのは、ここで著者たちの言う「やさしさ」とは、「態度がやさしい」「愛想がいい」「腰が低い」という意味ではないことだ。わたしなりに意訳すると、「あいそが悪くても、厳しくても、患者さんに対して常にやさしい目線で話している」とでも言おうか。口下手で頑固だが、料理への愛情とお客さんへの気配りにオーラが出ているベテラン板前、というところか。

つまり、愛想のよさや腰の低さで名医、良医を判断してはいけない。この一行を追加していただきたい。

名医の条件は今まで書いた内容でいいとして、では具体的にどうやって「やさしい医者」「コミュニケーション能力の高い医者」を探せばいいのか。難病や難手術（心臓、脳）ならば、（A）の本やネットを使えばいいだろうが、それ以外の専門的疾患や、一般的な手術の場合はどうすればいいのか。

わたしは「ヒント2」の最後に、「やさしく、思いやりのある医者を探せばいい」とサラッと書いたが、ではどうやって探せばいいのか。「やさしい医者ランキング」などという本はない。

さらにもう一つ問題なのは、とてもいい医者だったとしても、長くつき合うには「相性」がいま一つ、ということもあるはずだ。だが「相性」は、ある程度の期間通わなければばわからない。

ほとんどの医者は「外来の患者さんたちとはうまくいっている」と言う。つき合いの長い自分の患者さんたちとは相性がよく、いい関係であると思い込んでいる。しかし実際には「相性」の悪い患者さんはいつの間にか来なくなるので、「相性」のいい人たちが残るという結果を見ているだけなのだ。この「相性」は理屈ではないからどうしようもない。

「臨床能力があり、コミュニケーション能力があり、やさしく、かつ自分と相性がいい医者」を探すにはかなりハードルが高そうだ。

この問題を解決するキーとなる文章を見つけた。

「長くつき合う〝相性のいい〟医者と、治療のために短期間つき合う医者は分けて考えるべき」

『医者が教える患者力』（山口喜久雄著、旬報社、２００５）という本に出てくる表現だ。

後者については「相性など言っていられない」と述べている。

確かに、すべての条件を一人の医者に求めて探していては何もはじまらない。

まずは「長くつき合う相性のいい〝かかりつけ医〟」を探すことからスタートしよう。

いいかかりつけ医を選ぶための二つのアプローチ

いいかかりつけ内科開業医に出会うことができたら、多くの問題は半分以上解決したも同然。優秀な内科開業医であれば、専門医へ行くような病気があれば見つけてくれるだろうし、いろいろな病院や専門科への紹介のネットワークも持っているはずだからだ。それでも紹介先が不安なら、

「もし先生やご家族がこの病気だったら、この病院のこの先生に、というところへ紹介してください」

と言えばいい。

というわけで、まずはかかりつけ内科医を決めよう。

普段コモンディジーズ（風邪、軽い感染症、生活習慣病、皮膚病など）でかかる医者だから、家もしくは職場の生活圏で探せばいい。

「一生つき合うかもしれないので、自分より先に倒れないように、若い医者を選びなさい」と書いている医者もいたが、若い医者、中高年の医者、高齢の医者、それぞれに長所、

短所があるだろう。

問題はその医者が、「いい医者の条件」を満たしているかどうか。それをどうやって調べればいいのか。ここではアプローチの仕方を二つ書いておく。

一つ目は「受診者の口コミはかなり参考になる」ということだ。友人、近所の住人、家族の知り合い（親の友人、子どもの友人の親など）、仕事関係の人、店の主人、いくらでも参考にしよう。

ネット上の口コミはもちろん参考にはなるだろうが、わたしは個人的にあまり好きではない。人気のある小説や映画でも、ネット上では半分以上が批判的な内容の投稿で占められることがある。満足した人はわざわざ投稿しないし、不

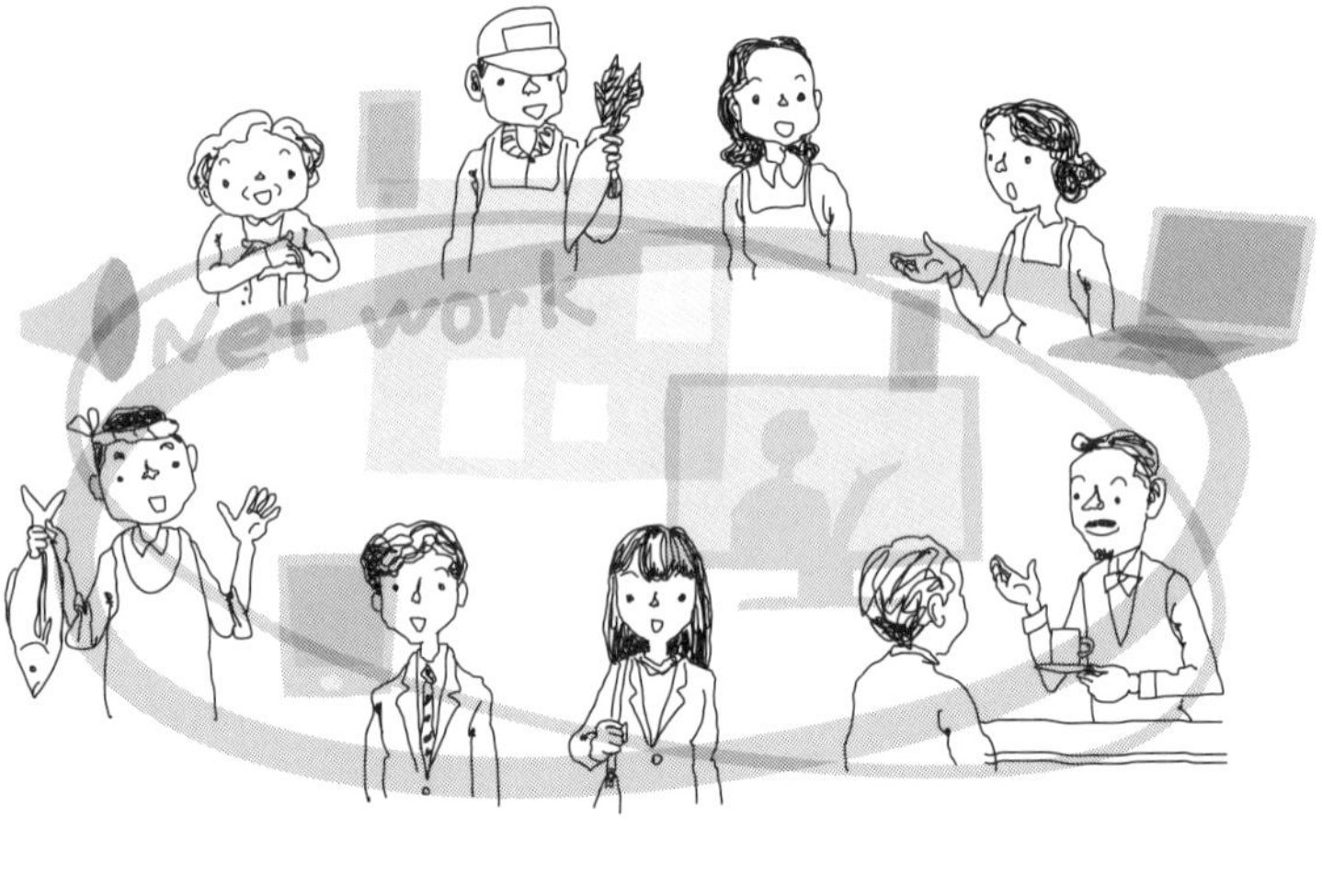

満を持った人が腹を立てて投稿することが多い。病院に対するネット上の評価も、「ひどい医者だった」「こんな病院、二度と行くか」という感情的なものが並んでいる。批判する場合は新聞の投稿のように、実名、年齢、職業、居住地ぐらいは公開しなければ信頼性が低い。逆にネット上でほめられている医者は、けっこう名医の可能性大になるかもしれない。

同じネット上の情報でも、その医院やクリニックのホームページは、医者の経歴、出身大学、開業前に勤めていた病院、資格専門医、大学での研究テーマ、どういう分野が得意か、などとても多くの情報が得られるので、必ず目を通しておこう。

二つ目のアプローチは、「風邪」や「健診」で実際に受診してみることだ。そして「ヒント1」に書いた「名医の条件」を吟味してみよう。しゃべり方、態度、症状の聞き方、薬の内容の説明の仕方など。仮に医者が薬を出さず「様子を見ましょう」と言ったとしても、「風邪は万病のもと。油断はしないが」と思っているか、「なんでこれぐらいでうちに来たんだ」と思っているかどうかで、かなり受ける印象は違うはずだ。

ただ前項で書いたように、「愛想のよさ」「腰の低さ」だけで決めないようにしよう。

かかりつけ医選びにどれだけ時間をかけてもいいのだ。複数の医院にかかって比較してもいいし、1カ所に何回か通ってみるのもいいだろう。

かかりつけ医から専門医に紹介されたとき

さて、次にかかりつけ医から大きな病院、専門科、専門医を紹介されたときのことを考えてみよう。

かかりつけ医が日常生活におけるあなたの主治医だとすれば、ここで出会う医者は専門的な治療をしてくれる「第2の主治医」だ。

「治療のために短期間つき合う医者であり、相性などと言っていられない」という文章を先に紹介したが、それほど簡単に割り切れるものではないようだ。

わたしは開業医ではないが、それでも多くの患者さんを専門医に紹介する。たとえば薬でコントロールがむずかしい不整脈。それなりの規模の病院の循環器科に紹介して、カテーテル治療をしてもらう。同じく薬でコントロールのむずかしい甲状腺疾患。甲状腺専門病院で、手術や放射線治療をしてもらう。膠原《こうげん》病、免疫疾患が見つかったら? 神経、筋疾患が見つかったら？　やはり専門科に紹介する。

そして自分のところと併診で、患者さんはずっとその病院にも通うことになる。つまり「治療のために短期間つき合う」のではない。大きな手術ならなおさらのこと。手術が無事済んでも術後の検査、術後の経過観察でずっと通わなければならない。「短期間つき合う」というのは、手の骨折の手術、内視鏡での胃腸のポリープの手術など、マイナーな手術ぐらいしか思い浮かばない。

前述の「治療のために短期間……」という文章が書かれたのは、もう10年以上も前だ。この10年間で医療の専門分化は急激に進化した。だから少し修正が必要なのだ。専門医とも相性がいい方がのぞましい。もしも専門医と相性がいま一つだったらどうしたらいいのか。その如実な例が、「完治しないがんの治療」の場合である。

患者さんが最初に出会ったがん専門医に、いい第一印象を抱くのは至難の業のようだ。その医者が決しておかしな医者でなくても、である。

なぜなら、患者さんの一番の希望は「がんではありませんでした」か「がんでしたが、××の治療で完治します」という内容の言葉を聞くことなのだ。

名医の条件として「言葉で元気にしてくれる」を挙げたが、完治しないがんの告知はまさにその正反対。聞いて元気の出るがん告知はない。もちろん、「わたしは告知してくれた先生を信頼して、そのあともうまくいっている」という人も多いだろうが、それはそのあとも治療に通って、主治医と心が通じ合ったあとの結果論的な感想で、告知された最初の日はぼうぜんとして、頭の中が真っ白ではなかったか。そこで病院をかえていれば「いい医者」のイメージも何もない。

なぜ1人目の医者とはうまくいかないのか。気持ちはわからなくもない。うまくいかない大きな理由は、多くのがん体験談から読み解くと、次に挙げる四つではないか。

①医者がどういう言い方（表情、表現、態度）でがん告知をしても、患者さんはその言い方に腹が立ってしまう。

②がん告知を聞くと動転して頭の中が真っ白になることが多く、医者の言いたいことがうまく伝わらない。

③完治しないがんの治療を選ぶことそのものの持つむずかしさ。

④患者さんが持つがん治療に対する矛盾した思い。

こう挙げても、何のことかピンとこないだろう。そこで順に具体例を挙げて説明しよう。

この問題を考えることは「専門治療におけるコミュニケーションのむずかしさ」「治療

を選ぶことのむずかしさ」を考えることであり、がんにかぎらず、すべての疾患の治療について考えるのに役立つはずだ。また、「どういうときに患者さんは医者に相性が悪いと思ってしまうのか」についても気づかせてくれる。

がん告知に名手はいない

がん告知とは実に不思議な世界だ。普通、命にかかわることであっても、難治性の病気であっても、病名、病状を伝えた医者に対して腹を立てたり、怒りがわくことはない。例えば肺結核やパーキンソン病と診断され、それを伝えられて驚いたり、あるいはショックを受けるかもしれないが、医者に腹を立てることはないだろう。

だが進行がんは違う。ネット上や本にあふれる患者さんの怒りの声が一番多いのはこれだ。

「こんな大事なことなのに、主治医は淡々と無表情に述べた」

「顔色一つ変えず、日常茶飯事のことのようにさらっと言った」

「パソコンの画像の方ばかり見て、こちらを見ずに事務的に説明した」

「『いや〜、進行していますね』とまるで他人事のような口調で言われた」

そしてほとんどが「何て冷たい医者だ。こんな医者には見てほしくない」と続く。おそらくそのあと転院しているのだろう。

だが、世の中にがん告知の上手な医者など存在するだろうか。淡々と言わずに、悲しい表情で告知されたらそれはそれで苦しい。主治医の顔色が変わっていたら、ちょっとひいてしまうだろう。

ある医学書によれば、心理学、コミュニケーション学の専門家が、ベストと思われるがんの告知方法のマニュアルを作り実行したが、患者さんは怒りだしたという。つまり心理学の専門家でさえ無理だったのだ。

そう、医者も実は患者さんを悲しませないベストの方法がわからない。「絶望的」「とてもつらいことを伝えなければならない」という雰囲気では患者さんに接したくない。そう思ったとき、おそらく医者の態度は「淡々と」「事務的」になるのではないか。

実はわたし自身、まさにこの原稿を書きながら、ある患者さんにがん告知しなければならず、とても悩みつつ告知した。現在わたしが週1回外来を手伝いに行っているA病院で、わたしの外来患者さんに検査である進行がんが見つかり、伝え方にとても悩んだ。

「50代の医者はベテランのはず。今まで多くの告知をしてきたのでは？」

と思われるかもしれない。だが、そう簡単ではないのだ。

わたしが52歳まで勤めていた総合病院は、内科外来のとなりに外科外来も腫瘍内科外来もあった。つまり外来でがんが見つかっても、わたしが伝え方に悩むことはなかった。病理組織の結果（たとえば胃がんなら胃内視鏡のときに採取した細胞の結果）が悪性であることを伝え、

「今からすぐ専門の先生の意見を聞きましょう！」

と、外科か腫瘍内科の先生にお願いし、その

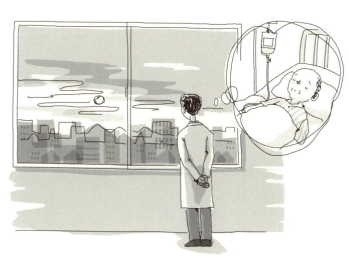

日のうちに診ていただき、治療について患者さんと相談してもらっていた。だから患者さんも落ち込んだりしている暇がなかったと思う。だが今回は違う。A病院はがんの手術も専門的な抗がん剤治療もしていない。どこかに紹介しなくてはならない。

つまり患者さんは告知された内容を心に抱え、いっぺん家に持ち帰らなければならない。しかも次の紹介先の病院を受診するまで悶々としなければならない。これはかなり精神的にきつい。ある体験談では患者さんに、「はっきり告知されて、自殺した人はいない」と言った医者がいたそうだが、そうとは言いきれない。わたしの患者さんではなかったが、告知されて自宅で自死された人を2人知っている。どちらも後日、他科を受診予定だった。

というわけで、今回わたしは自分の患者さんへの伝え方にかなり迷い、苦しんだ。そこでしみじみ思ったのは、「人間は、よくない話を伝えるのが下手だ」ということだ。そして数年前のことを思い出した。

その当時、わたしは非常勤のアルバイトで週1回勤務していた人間ドック施設を、赤字のための人員削減という理由で突然解雇された。1カ月前に通達されたのでとても困った。その曜日はずっと予定を入れずにあけていたからだ。そのときの責任者の医者の、

「ハイっ。というわけで、とにかくそう決定しましたので……お疲れ様でした!」

という淡々とした事務的な口調に驚いた。今改めて思うに、がん告知と同じで、「言いにくいのですが、大変いやなことをお伝えします」などと深刻な雰囲気で言いたくなかったのだろう。必然的に淡々とした事務口調になってしまったのだ。

また、みなさんの想像以上に告知する側も心の負担が大きい。がんを専門とする医者はひょっとして自分の心が壊れないように、ベテランほど淡々となっていくのかもしれない。わたしの今回の例とはわけが違う。彼らは一生、数えきれないがんの患者さんとつき合っていかなければならないのだから。

というわけで、がん告知に患者さんがどうしても腹を立ててしまう理由の一つは「淡々とした口調」「事務的な口調」である。

2人目の医者ほど良医、という錯覚

『神様のカルテ』（夏川草介著、小学館、2009）という小説にこういうシーンが出てくる。主人公の青年医師のもとに、72歳の女性患者が訪れる。身寄りのない彼女は、大学

病院で「手術不能の末期がん」と診断され、

「あと半年の命。治療法はないから、好きなことをして過ごしてください」

と言われ、途方に暮れて主人公の病院を受診する。主人公は、

「何てことを言うんだ！　どこのアホウな医者だ！」

「そういう大事なことこそ、時間をかけて人間関係を築いて伝えなければならんのだ！」

と怒る。おそらく読者は大学病院の医者に現実の医者を重ね合わせ「けしからん」と一緒に怒り、主人公のセリフに感動し、「こういう医者に診てほしいものだ」と思うだろう。

だが、主人公が最初の医者であれば、どういうふうに告知したのだろう。前医を「アホウ」呼ばわりするからには、ちゃんとできる自信があるはずだ。それを証明しなければ、一番つらい部分（末期がんの告知）が1人目の医者で終わっているから言える「あと出しジャンケン」と思われても仕方がない。

「時間をかけて伝える」とはどういうことだろう。診断を聞きに来た日に結果を伝えずあいまいにして、また1週間後に再診予約するのだろうか。それでは本人が納得しないだろう。もし次の予約日に来なかったらどうするのか。

さらに告知を先延ばしにしても、最終的に伝える内容はかわらない。そのとき本人が、

「ああ〜、末期がんで治療法がないから、すぐに言わず今まで引き延ばしていたんですね」

そう納得するとでもいうのだろうか。

がん告知の済んだあとの2人目の医者はいろんな意味（医学的、精神的、コミュニケーション的）でかなりリスクが少ない。一方、最初の医者は当然リスクが多い。告知されてぼうぜん、頭の中が真っ白になり、医者のやさしい言葉ももう聞こえない。

「何を説明されたのか、ほとんど覚えていない」

という人の方が多いだろう。その点、2人目の医者を受診するときにはだいぶ落ちついてきている。話も記憶に残る。しかも最初の医者の伝え方に不満を持っているので、どうしても2人目の医者の伝え方、話し方は相対的によく見える。

また、最初の医者に対する不満として、そのときの医者の態度というのもよく聞く。本人が告知後のショックから立ち直っていない状態で、

「説明は以上です。何か質問はありますか」

とせかされ、何を質問していいかわからずしばらく黙っていると、

「（質問がないなら）もういいですか」

ときり上げて、次の患者さんを呼ぼうとする。これにもかなり腹が立つようだ。

その点、２人目の医者なら患者さんも質問したいことが、あらかじめ整理して受診できる。メモを取る余裕もある。医者の方も時間に余裕があるところで予約を入れていることが多いようだ。

さらに、１人目の医者は「大丈夫」なんて無責任なことは軽々しく口に出せないが、２人目の医者は「大丈夫、頑張りましょう」と励ましてもたぶん責められない。「あとの医者ほど名医なり」という言葉があるくらいだ。最初の医者のもとでは、まだ症状や検査でわかりにくい部分があるが、あとの医者ほど診断がつきやすいという意味だ。これと同じで、「(進行がんでは)あとの医者ほど良医なり」である。

医者として経験を積めば、このように医学的にもコミュニケーション的にもあとの医者の方が実に優位であることがわかる。だから前医で診断のついていない病気をあとから見つけても、その医者は自分のことを名医とか、前の医者をヤブ医者だとか思わない。自分が先に診ていたら自分がヤブ医者になっていたかもしれないからだ。

がん治療のコミュニケーションもそうだ。自分が先に診ていたら、と思うと安易に前医の伝え方や態度を責められない。だから、いい医者は絶対に前医を批判しない。前医をアホウ呼ばわりする『神様のカルテ』の主人公は、残念ながらいい医者ではない。

進行がんの治療選択は「達人」にしかできない

「抗がん剤」は世間のイメージが悪い。映画やドラマに出てくるシーンでは、登場人物が抗がん剤点滴のあとでもどしてぐったりする。アメリカ映画『最高の人生の見つけ方』（２００７）や日本映画『東京タワー～オカンとボクと、時々、オトン～』（２００７）でもそういうシーンが描かれていた。

しかしこれだけ抗がん剤の種類が増え、組み合わせも増え、治療の統計、データも増え、新しい作用機序（しくみ、メカニズム）の薬がどんどん開発されている今日、前述した小説の１シーンのように、「何も治療法がありません」と言われることは、進行がん、末期がんでもまずありえなくなっている。最初の医者に完治しないことを伝えられたあと、抗がん剤の説明が必ずあるはずだ。なぜなら、たとえ効果が低くても０％でない以上、必ず選択肢として伝えなければならないからだ。

しかし「この抗がん剤治療で30％の人に、平均3カ月の延命効果があります」などと言われても、その患者さんはどう思うのだろう。

わたしが講義に行っていた大学で、学生たちに、

「完治しないがんのとき、あなたはどういう条件なら抗がん剤を使用しますか？」

とアンケートを取ってみた。その結果は、

「90％の人に、2年以上の延命効果があり、なおかつつらい副作用のないこと」

というのが平均的な回答だった。抗がん剤専門医が見たら「そんな無茶な！」と飛び上がりそうだが、世間一般の感覚はまさにこれくらいだろう。がん専門医でない一般の医者の感覚もそうで、患者さんがとても高齢だったり転移が多かったり、ほかの重篤な病気があれば、専門医に紹介する前に、「このまま経過観察でもいい」と思うに違いない。

ところがここで不思議な現象が起こる。最初の告知はどうあっても患者さんは不満を持つと前述したが、末期がんの場合はこの「治療の選択」でも同じだ。最初の医者のすすめることに、多くの患者さんは不満を持ってしまう。つまり、

①抗がん剤を強くすすめられると、「効くかどうかわからないのに」と不満を持つ。

②放置、経過観察をすすめられると「何もしてくれない」「見捨てられたようだ」と不

安を持ち、治療を探す。

①の人たちは、近藤誠氏をはじめとする医療否定派のところに話を聞きに行ったり、あるいは逆にもっと有名な病院の抗がん剤専門医の話を聞きに行く。一方、先端医療（粒子線治療）や保険適応でない免疫療法や代替医療医を訪れるのは②の人たちだ。

そしてほとんどの人が、あとに受診した医者の言葉を聞いて喜ぶ。同じことを最初の医者が言ってもダメなのだ。わたしはこれを「達人の原理」と呼んでいる。

たとえば、若い道場生に勝てなくなった中年空手家が、「老いても強い達人セミナー」に行く。指導に当たったヨボヨボの老空手家に、他の受講者たちとともにふっ飛ばされて、「これはすごい」と感動し、自分の道場に戻ってそれを応用するがうまくいかない。

あたりまえだ。道場ではみなガチで倒し合うが、セミナーではみな「達人」を倒したいわけではない。みな現状に行き詰まって、「年を取っても強い空手に出会いたい」のであり、「達人」にふっ飛ばされることを期待してかかっていくからだ。もっと言えば「ふっ飛ばされたい」のだ。

がん治療もこれと同じで、2番目にかかる医者はこの「達人」なのだ。あなたが有名な抗がん剤専門医を受診したとすれば、「抗がん剤を使いなさい」と言ってほしい気持ちがあるから受診する。まったくその気がなければ受診しないだろう。同じく抗がん剤否定派を受診する人は「放置しなさい」と言われたいから受診するのだ。だから抗がん剤専門医が、

「抗がん剤に否定的だった患者でも、わたしが説明したらみんな治療を受けますよ」

と言い、放置療法の医者が、

「うちに来て話を聞けば、みな放置療法を選ぶ」

と言っても、特別にすごいことではないとわたしは思っている。

そして最初の医者やわれわれ一般の医者は「達人」になれない。だから昔と異なり、選択肢の提示や専門医紹介はできるが、残念ながら自分と患者さんだけでは決められないのだ。

患者さんの持つ総論各論の矛盾した思い

さて、四番目は「がん治療に対する人間の矛盾した思い」である。

わたしはがん専門医ではないが、がん患者の最期を看取った経験（自分の義父も含む）から言わせてもらえれば、患者さんが亡くなったあと、その家族が「ああ、抗がん剤を使って（少しでも延命できて）よかった」とはならない。亡くなる直前の姿ばかりがつらい思い出として記憶に焼きつくからだろう。

それを知っているので、医者は決してすべてのケースで抗がん剤をすすめたいわけではない。抗がん剤治療のことを「ワラにもすがる気持ちの患者さんに、ワラをばらまいているようなもの」と批判した人もいるが、ワラをばらまきたい医者などいない。そういう意味のことをかつて自著に書いた。するとある抗がん剤で完治した人が、自分のブログで書評とともにこう書かれていた。

「抗がん剤で治らないことがわかっていても、（がんが消えてしまう）奇跡を信じて治療しているのである。（ほとんど奇跡は起こらないが）誰が馬鹿な患者と責めることができるでしょうか」

つまり、そういう患者の「ワラにもすがる気持ち」を大事にしなければいけない、という意味だ。わたしは驚いた。なぜなら医者はずっとそうしてきたのだ。そしてまさにその行為を今まで医者は批判されてきたのだ。医療否定派、抗がん剤否定派の批判は、

「抗がん剤で完治する可能性が低いのに、医者は抗がん剤治療をする。けしからん」だったはずだ。われわれ医者はこの真逆な二つの批判を同時に受け入れなければならないのか。

なぜこういうことが起こるのだろう。これは「総論と各論を同時に語ることからくる矛盾」なのだ。その証拠に、先ほどのブログにはこう書かれている。

「(奇跡が起こるために)何かできることはありますか、という問いに医者は答えてくれません」

そう、患者さんはまず医者に、「科学的に、統計的に効果が証明されているか」「どれくらいのパーセントで効果があるのか」という「総論」(=統計の数字)を聞きたがる。

医者も一生懸命それを説明する。しかし次の瞬間、患者さんは「各論」(=「では自分はどうすればその数パーセントになれるのか」)に変化している。

だが、医者は相変わらず、「可能性は低いですよ」と総論の説明を繰り返す。結果「知りたいのは統計の数字じゃない!」と患者さんは怒り出し、医者は「統計のパーセントを聞いてきたのはそちらでは?」とさらに困惑する。「総論賛成、各論反対」という言葉があるように、総論と各論は同時に語ると、ときに並び立たない。しかし、がん治療の説明とは、総論と各論が同時に要求されてしまう特殊な世界なのだ。その証拠に、国立がんセンターのホームページの「がん告知」の項を見てほしい。「がん告知に対する患者さんの不満」として、

「一般論でなく、自分はどうなのか教えてほしい」

「闘病の励みになるような親切なアドバイスがほしい」

などが挙げられている。「総論」への不満ではないのだ。

再び先ほどのブログからある文章を引用させていただく。患者さんの不満の理由をここまで如実に表現した文章はほかにないと思う。

「治りますか、と尋ねると、〝統計的には……〟という答えが返ってくる。もちろん、そう答えるのが正しい。しかし、患者としては納得できない」

これが医者と患者がうまくいかない理由の四つ目である。

セカンドオピニオンは本来「医者探し」ではない

「セカンドオピニオン」という医学用語はご存知だろう。２人に１人ががんになる時代、「がん治療に関するセカンドオピニオン」についての記事や本も多いので、目にすることも多いはずだ。

これはある患者さんたちが書いた体験談だ。

「最初の医者は、説明もちゃんとしてくれないし冷たかったが、セカンドオピニオンですばらしい医者に出会った」

「最初の医者の説明では納得できなかったが、セカンドオピニオンの医者の説明には納得できたので、その病院で治療をお願いした」

これを読んで、

「そうか、出会った専門医が気にいらなければセカンドピニオンを使えばいいんだな！」と思ってしまうかもしれない。だが実はそれは違う。「セカンドオピニオン」とは「名医、良医探し」「相性のいい医者、病院探し」「特別な治療探し」ではない。セカンドオピ

ニオンの正しい定義は、
患者さんが自分にとって一番いいと思われる治療を選ぶために、
①まず主治医が提示した治療法（「何もしない」、「何もできない」も含む）の選択肢を聞き、その中で主治医のすすめるものがどれかを聞く。
②「ほかの先生なら別の選択肢をすすめることはないか」「それ以外に治療法（最先端、保険未承認の治療を含む）がないか」を聞きたいと患者さんが思ったとき、ほかの医者の意見を聞く。
③その意見の内容を主治医に報告し、改めてともに相談して治療法を選ぶ。その選択肢の治療が、主治医の病院ではむずかしい（非医学的な理由も含む）場合は、転院、転医となる。
つまり「受診」「施療《せりょう》」ではなく、「標準的な意見を聞く＝コンサルト」だ。主治医はあくまで最初の医者であり、「医者探し」ではなく「治療探し」なのだ。だからよく聞く、「主治医との関係が気まずくなるので、セカンドオピニオン希望と言いにくい」というのは本来ありえない。しかし、決まって「それは言いにくいよね」と感じてしまう。

右に書いた定義を読めばわかるように、患者さんがセカンドピニオンを希望する理由は

②でなければならない。「医者とうまくいかないから」は理由にならないのだ。しかしセカンドオピニオンの定義を正しく理解している人でさえ、「完治しないがん」では、いつの間にか「医者探し」と同じ雰囲気になってしまう。

明らかに完治するがんであれば、「××の治療法で完治します」と主治医が言えば、患者さんも迷う必要がない。セカンドオピニオンなど思い浮かばないだろう。セカンドオピニオンを聞きたいということは「まだ迷っている」ということだ。

完治が望めずにいろんな治療法を提示されるから、患者さんも迷うわけだ。例外は手術方法に選択肢がある場合（乳がんの乳房全摘出術、温存術など）だろうか。「セカンドオピニオンは本来医者探しではない」と言いながら、（完治しないがんの場合は）一部分は「セカンドオピニオンを名目にした医者探し」になってしまっているのだ。

もしあなたが最初の医者に説明を受けて、

「すばらしい先生だ。これから先、この先生のもとで治療しよう。並行して他の医者にセカンドオピニオンは聞いておこう」

という気持ちなら、速やかにセカンドオピニオン紹介を依頼できるはずだ。「何てひどいことを伝える医者だ。できれば医者をかえたい」と、自分がわずかでも思っているからこそ、セカンドオピニオン依頼を言いにくいのではないか。

その結果、「完治しないなんて信じられない!」とばかりに、セカンドオピニオンが「完治すると言ってくれる医者探し」の病院巡りになっているケースさえよく聞く。これはもはや本来の意味でのセカンドオピニオンではない。

上手に使おう、かかりつけ医とセカンドオピニオン

昔、『刑事コロンボ』でお馴染みのピーター・フォークがバーテンダーに扮するCMがあった。恋人と電話で口げんかをしている女性客に、バーテンダーがお酒のグラスを渡しつつこう言う。

「映画はお好きですか? ファーストシーンはケンカでも、ハッピーエンドになりますよ」

だが医者と患者はこうはいかない。最初にうまくいかなかった医者と患者が、いい関係を築けることはほとんどないだろう。

がん治療において、主治医とうまくいかない理由を四つ紹介してきたが、この四つはがん治療にかぎらない。あらゆる病気の治療にもあてはまると思う。つまり、本当に冷たい医者に巡り合うこともあるだろうが、病気の難治度や出会う順番で、医者の印象が簡単にかわってしまうということだ。

第一印象がいま一つだったり、「淡々とした」「事務的」な態度の医者に出会ったら、腹を立てる前に、ぜひこの「ヒント3」の内容を思い出してほしい。

実はすごくいい先生だったら、せっかくの出会いがもったいない。やはりかかりつけ医に正直にそのことを伝えるのがいいかもしれない。

「○○先生、淡々としてましたか？　すごく

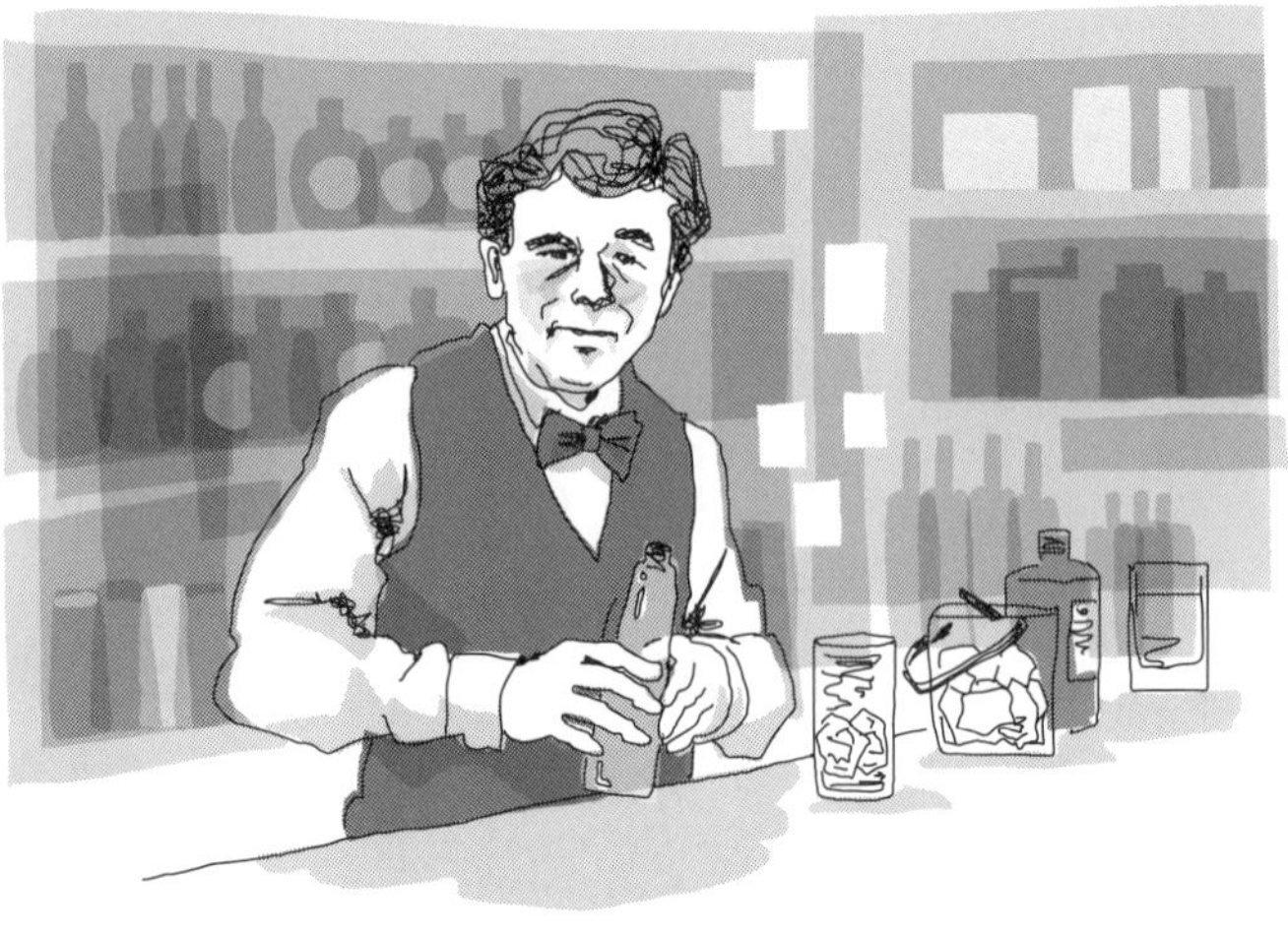

患者さん思いの熱い先生ですけどね」

という意外な言葉が返ってくるかもしれない。

それでも「この先生はちょっと」という思いが消えなければ、積極的にセカンドオピニオンを活用しよう。

「医者とうまくいかないというのはセカンドオピニオンの理由にならないと言ったじゃないか」としかられそうだ。たしかにセカンドオピニオンの本来の定義からはずれているが、これはやむをえないと最近考えるようになった。なぜなら、長期にわたる治療は「医者との相性も治療のうち」だからだ。ある意味、あなたの寿命が延びるか縮まるか、にかかわることなのだ。必要なら精いっぱい活用しよう。その際、セカンドオピニオンは「達人」ではなく公平な、客観的な意見を述べてくれる医者を選ぼう。セカンドオピニオンでもっと厳しい言い方をされて、

「最初の先生は厳しいと思ったけど、あれでもかなり表現方法を抑えてくれていたんだ」

「実はどの先生も、同じ治療法をすすめるんだ。最初の先生も標準的なことを伝えてくれていたんだ」

と、改めて気がつき、最初の先生への印象が改善する体験談もあるようだ。

そして、セカンドオピニオンを受けたあと、治療法はかわらないけれども、どうしても今の医者のもとに戻りたくないときは転医、転院もやむをえない。かかりつけ医に正直に伝えて、別の病院にもう一度、紹介状を書いてもらおう。

行かなくなる病院には、その病院の医療相談室に伝えてスタッフから医者に伝えてもらうことをおすすめする。黙って行かなくなるのは常識的によくない。紹介してくれた医師に対しても失礼だろう。

医者は「××さんから、病院をかわりたいと連絡がありました」と伝えられて、実は患者さんが思っているほど不快にはならない。わたしも経験がある。

「あまりぼくのこと、気に入ってくれなかったのかな」

と少しさみしい思いはするが、腹を立てることはない。逆に転院希望を伝えられて腹を立てるような医者なら、いい医者ではないのであなたの選択は正しい。自信をもって転院すべきだ。

ヒント 4

医者の説明をしっかり受けとめる

あなたが手術の同意書にサインするとき

あなたは手術の同意書にサインした経験がありますか。もしなければ、どういうイメージをお持ちだろうか。手術の同意書というくらいだから、外科医の話を聞いて「手術しよう」と決めたときにサインする、というイメージだろうか。

実はそうではない。わたし自身手術を受けたことはないが、義父で2回（泌尿器科と呼吸器外科）、義母（整形外科）、妻（婦人科）の計4回サインに同席した。そのいずれも同意書を渡されたのは手術のために入院したあと、手術の前日もしくは数日前だった。

つまり一連の流れとしては、まず外来で主治医の先生から手術が必要という説明を受ける。次に患者も家族も「お願いします」と頭を下げる。すると主治医は「それでは手術の方向で段取りしていきます」となり、手術日、入院日、予定退院日が決まる。

さらに入院日までに外来で、必要な術前検査をしていく。手術の種類にもよるが、胸部レントゲン、心電図、採血、腹部CT、呼吸機能検査など。もともと持っている病気の種類によっては検査が追加される（心疾患の既往があれば心エコー、糖尿病のコントロールが悪ければ糖尿病内科受診など）。

すべての検査結果がそろえば、麻酔科を受診し、麻酔科医師は検査結果をすべて確認し、手術ＯＫの許可を出す。このとき、麻酔をかける方法の種類の説明、麻酔の副作用、術後の麻酔による合併症の説明がある。これについて「麻酔に関する説明を聞き、麻酔を受けることに同意します」という同意書のサインはここでおこなう。

そして肝心の手術同意書はいつ渡されるかというと、入院後、主治医から詳しく具体的な手術方法、手術予定時間、手術の危険性、合併症、術後に起こりうる症状、術後から退院までの予定などの説明を聞いたあとで渡される。

同意書へのサインに４回同席したわたしは、

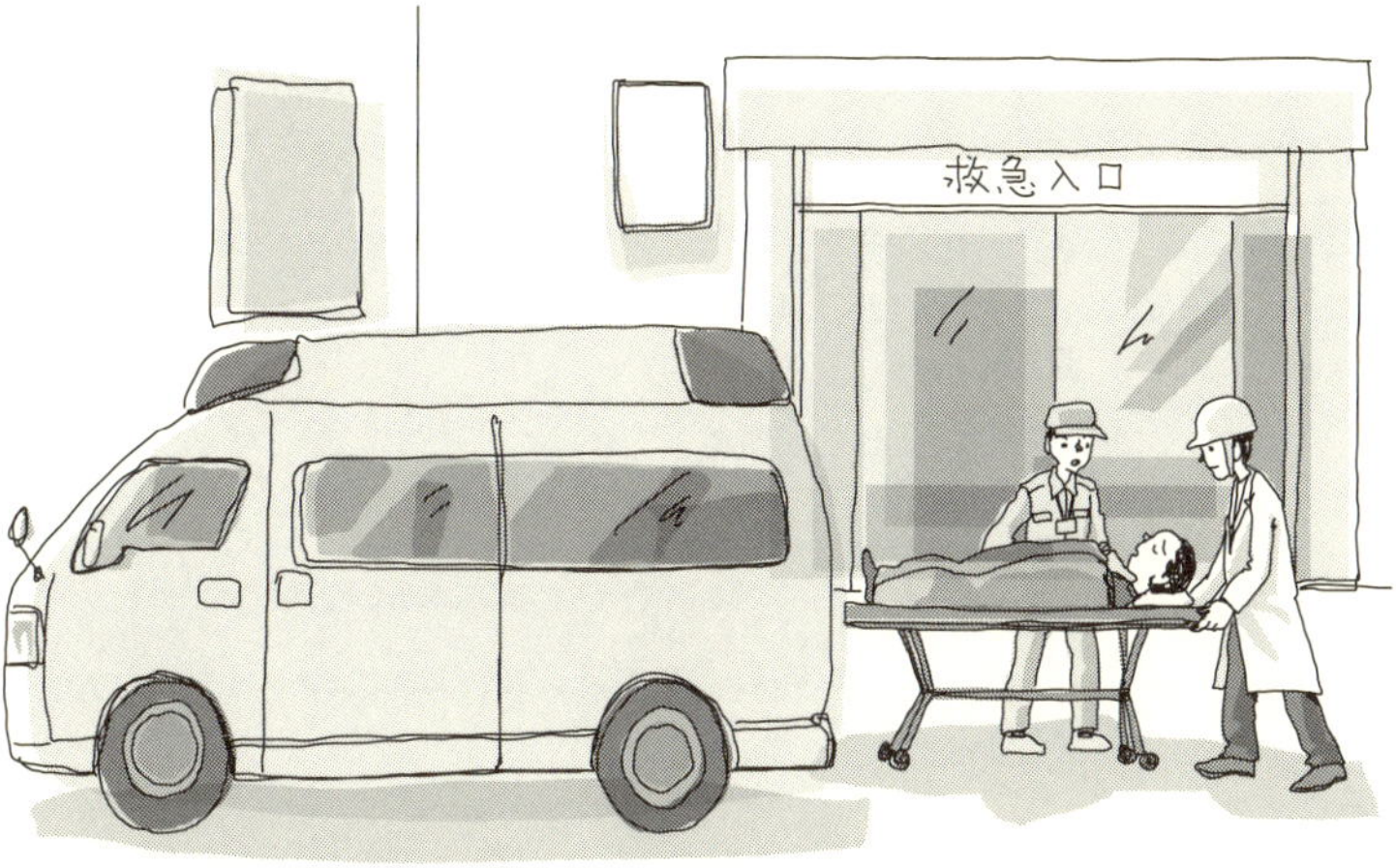

「ん？　手術同意書という名前だが、もう手術は明日だぞ。このサインは今さら『手術しますか』を問うサインではないよな？　これは『手術のリスクそのほか、具体的に詳しい十分な説明をたしかに聞きました』というサインだよな」

と思った。書類には「いつの時点でも『同意しない』を選んで手術を中止する権利があります」と、たしかに書いてある。だがここまでの流れのあと、手術直前に、「手術の合併症の話を詳しく聞いて、やはり考え直すことにしました」などと言えるのだろうか？

医局に張り出された手術予定表が、直前に「中止」と変更されているのを見たことがない。つまり入院してから「同意しない」という人はまずいないのだ。ということは、「手術するかどうか」はほぼ外来で決まっていて、入院後の同意書のサインは「術前に十分な説明を受け、それを理解し、納得したうえで手術に同意します」というサインなのだ。

外来では具体的な手術の説明がなく、なぜ直前に説明されるのか。医療側にするとたしかに理由がある。外来は長々と説明する時間がない。ただ入院してからならゆっくり話せる。外来につき添えなかった家族も、その場に同席できるかもしれない。看護師による術後の説明（トイレ、食事は術後何時間後からとか、術後の検査のことなど）もある。

たしかにこれらを外来で長々と聞いても、入院するまでの数週間、もしくは数カ月の間に細かいことは忘れてしまうだろう。

また、外来ではがん告知まではいかなくても、患者さんは初めて出会う外科医を前に、かなり緊張している。細かい具体的な手術内容や、合併症の説明はやはりこの時点では無理だ。

しかももう一つ医学的に大事な理由がある。術前検査をして、心臓の病気が見つかったり、がんならば転移が見つかって、手術方法が変更になるかもしれない。ほかの理由で麻酔科のOKがおりないかもしれない。外来で「手術の方向で段取りしましょう」という時点では、まだ具体的な説明は早すぎるのだ。

「十分に理解して同意する」とは何か

具体的な説明が手術直前なのは仕方がない。しかし少々不安は残る。ほとんどの手術同意書にはサインする場所の上に「十分な説明を受け、理解し、手術に同意します」と書かれている。だが、「理解する」とはどういう意味か。あの膨大な医学用語と専門的な話をすべて「理解する」のは可能だろうか。

わたしは今までに4回手術の説明に同席したが、医者のわたしでも他科の説明はところどころわからなかったし、門外漢の骨の手術にいたってはチンプンカンプン。ましてや、医学的知識のまったくない状態で説明を聞いたら……。

術後多くの人が亡くなられた群馬大の腹腔鏡手術のニュースは記憶に新しい。患者さんの遺族の、「(術前の説明は)むずかしすぎて、おまかせするしかなかった」という言葉は、外科医にしてみれば「そんなことをあとで言われても困る」であろうし、もちろんあってはならないことだが、同意書にサインする一般の人の多くの本音はそうかもしれない。

ある人の言葉を借りれば、手術にかぎらず「(同意書は)理解するより、ハンコを押さないと話が先に進まない」のだ。

「理解した」と思っている患者さんでも、実は具体的なイメージはつかめていない。わたしの知人は、気胸で太い管が胸に挿入されて仰天した。

「術前に説明を受けたトロッカーってこれのことか。術前の説明の図を見ても、こうなるとは全然わからなかった」

検査の画像の説明もそうだ。臓器の解剖学、画像の正常像を知らないのに見せられてもどこが正常でどこが異常なのかわからない。

わたしの親戚の女性は、かつて耳鼻科で咽頭の写真を見せられて、

「真っ赤で、あちこちもりあがり、すごいことになっている」

と思ったそうだ。しかしそれは正常像の写真だった。

こう考えると内臓の解剖学、正常像、病気の専門的知識がまったくない状態で「理解して手術に同意する」のは、まったく経済の知識のない人に、ハイリスクの株式投資を説明して「理解して同意させる」くらい無茶なものだろう。

患者側にできることは、手術の成功率や術者の経験数などにしぼって質問して、手術するかどうか決めることくらいだろうか。しかしそれも、入院して手術直前に聞いたら同じことだ。ということは入院前、外来で説明を聞くときが勝負だ。

「ヒント1」で紹介したH君のように「まずは実績、数字を提示」してくれる外科医なら外来でいろいろ聞けるだろう。そして術前検査がはじまったら、その期間中に、病院の手術実績などについて、改めて情報を収集しよう。転院する権利はある。入院してからはむずかしくても、入院前の手術キャンセルはよくあることだ。

とはいえ理想はやはり、最初の医者から外科医の病院に紹介されるときに、（とくにがん手術のときは）セカンドオピニオンを活用するのがいいだろう。

セカンドオピニオンがむずかしければ、紹介された病院の「がん治療相談室」「がん治療支援室」にまず行って、相談員と話をするのもいいかもしれない。また、そういう相談室がある病院は、各科のがん治療のレベル、連携も充実している可能性が高い。

どこまでが「十分な説明」なのか

もう一つ大切なことがある。どうしても術前の説明ばかりが問題になるが、もし手術を受けたら、「術後の説明こそ、（術前以上に）よく聞くこと」である。前述の気胸の男性のように、術後に改めて説明を聞くことで、「あっ、これのことだったのか」ということは多々あるはずだし、術後のいろいろな症状もその都度、ちゃんと説明を聞けば納得できるはずだ。

思えば医療小説の名作『白い巨塔』（山崎豊子著、新潮社、１９６５）も、術前の検査や説明のみが争点となっているが、そこはいくら論争しても水掛け論で答えがでない。遺族が納得するためには、実は「術後」こそ大事だったのかもしれない。主人公の財前教授が、術後に刻々と弱る患者に対して、毎日頻繁に顔を出して診察し、家族に考えられる術後の可能性を説明し、今できることをすべてしていると話していれば、もちろん遺族の「手術しなければよかった」という後悔の気持ちは変わらないにしても、少なくとも訴えるほど財前を憎むことはなかったかもしれない。

群馬大の例では、調査委員会の報告には、「(術前ではなく) 術後の説明不足」と書かれている。『白い巨塔』は半世紀近く前にすでに今日の医療問題を予見していたのか。

とはいえ現実には、「術前の説明不足、説明不十分」と遺族が怒る訴訟が増えている。だが医療の現場では、どこまでを「十分な説明」と考えればいいのか。その具体的な指針は医学界にはない。

「もっとしっかり説明を聞いていたら、手術を受けなかった」「そのリスクを詳細に説明してくれていたら、受けなかった」と家族が思うのであれば、術前に説明しなければならないリスク、合併症は際限なく増えていく。

実際に骨の手術でも、術後の脳梗塞、心筋梗塞の可能性を書いているし、ある処置の同意書で「0・00009%で死亡例があります」とまで書いている。

外科医にかぎらず、すべての医者は術前術後に「どこまで説明すべきか」という難問を今日も突きつけられている。

わたしは「ヒント1」章の名医の条件「丁寧に説明してくれる」の項で、「実はこの『納得のいく説明』は、多くの考えるべき問題を抱えている」と書いたが、それはこういうことなのだ。わたしのような内科医でも、手術のようなイベントがないからこそ逆に「どの時点で、どこまで医学的に説明すべきか」という問題は悩みの種だ。

しばらく内科的立場から生活習慣病の「医学的な説明」の問題点について考えてみよう。

説明がむずかしいコレステロール、血糖、血圧の治療

たとえば「学歴が高くても将来成功したり、出世しているとはかぎらない」という統計データがあったとしよう。これを聞いて、

「そうか、勉強しなくていいんだ」

とはならない。

「勉強は大事だが社会で生きていくには、職場で認められるには、それだけではダメだ」

と思うのが常識的な考えだろう。ところが生活習慣病については、このあたりまえの思考がみんなできなくなるようだ。

「食事でコレステロール制限をしても高コレステロールは改善しない」

という制限目標撤廃の米国の学会の発表を聞いて、一時期マスコミが、

「肉、卵はいくら食べてもOKだった！」

という報道をして、多くの人たちがそれを真に受けてしまった。これも先ほどの「学歴」の例に習えば、

「食事でコレステロール（肉、卵など）を制

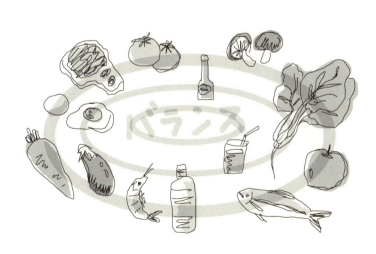

限するだけでは、コレステロール値はそれほど下がらない。同時に豆類、野菜、魚、海草などをバランスよく摂取しなければならない」

と考えるべきである。そもそも米国の発表の真意は、

「高コレステロールは食事でコレステロールを取りすぎるから上がるのではなく、コレステロールを分解する代謝の低下、つまりその人の体質のせいである」

ということだ。つまり、あなたがコレステロールを分解する力が強ければ、たしかに肉、卵を多く食べてもコレステロールはそんなに上がらない。しかし健診で、コレステロール高値でひっかかった人は、分解の力が弱い（あるいは分解の力を超えて過剰に摂取している）わけだから、「なんだ、いくら肉を食べてもいいんだ」という食生活をするとコレステロールは今以上に跳ね上がる。

もしあなたが肉を好きなだけ食べてもコレステロールが上がらない体質だったとしても、動物性脂肪の摂取は、がんやそのほか多くの病気の危険因子なので、やはりそういう偏食生活はおすすめできない。

作家の朝井リョウ氏が、

「人間は置かれた場所で最大限楽をしようとする」

と言っていたが、とくに生活習慣病については、

「人間は与えられた情報を都合のいいように解釈し、最大限（生活で）楽をしようとする」

ということだ。「高コレステロールでも、食事を頑張らなくていい」と誤解されている患者さんに、外来で説明するのは本当に大変だ。

「生活習慣病（高血圧、糖尿病、高コレステロール）は、治療しなくてもいいのでは」「血圧は下げなくてもいいのでは」「コレステロールは高くてもいいんじゃない？」などという患者さんがいたら、はたして外来のかぎられた時間内に本人に納得できるような説明ができるかどうか、わたしには自信があるとは言いがたい。そもそも生活習慣病の治療の目標は、動脈硬化性疾患（心筋梗塞、脳梗塞）の予防である。しかし動脈硬化は実は奥が深い。多くの危険因子が絡み合う「複雑系」なのだ。

冒頭のたとえで言えば、

「人生（という複雑系）において、なぜ勉強や試験が必要なのか、納得のいく説明をしろ」

と言われて、あなたは必要性を説明できるだろうか。「複雑系」において、一つの因子

だけを説明するのは至難の業だ。動脈硬化の予防も同じである。たとえば危険因子の一つであるコレステロールで考えてみよう。

学歴がなくて成功する人間もいるように、コレステロールが高くても病気にならず、長生きの人も少なからずいる。では医者はどう考えて治療しているのか？

これを本当にしっかり理解してもらうためには、まず人体の中のコレステロール代謝を説明し、血管の動脈硬化の進む機序（しくみ）を説明し、次に「リスクの階層化」を説明しなければならない。ＬＤＬコレステロール（悪玉コレステロール）が、ストレスや活性酸素によって変性ＬＤＬに変化し、血管の内皮細胞がおかしくなったときに、この変性ＬＤＬが血管内皮の中にもぐり込んでいくことにより、動脈硬化は進行していく。

現在病院では、ＬＤＬコレステロールの正常上限値は１４０mg／dLになっている。しかし医者はすべての患者さんが１４０を切らなければならないなどと考えているわけではない。ＬＤＬが高くても、変性ＬＤＬが少なかったり、血管内皮が正常であれば、動脈硬化は進まないわけだ。しかし今のところ、変性ＬＤＬや血管内皮の状態を直接定量化して健診に使う方法が見つかっていない。

そこでかわりに、動脈硬化の危険因子である性別、年齢、喫煙の有無、血圧、他の疾患の有無で細かく分け（これが「リスクの階層化」である）、5年後に心筋梗塞が起こる可能性をパーセントにして、複数の群れに分けてLDLの目標値をそれぞれ定めている。しかしこの方法だとどうしても厳しく設定しがちだ。下げなくていい人もひっかかる確率は増えてくる。だからこの目標値については医者の間でもよく討論されるところだ。

しかし、この話はかつて大学で学生に講義していたことがあるが、100分間講義して、そのあといろいろ学生に質問してみてもみんなほとんど覚えていない。

大学生が1時間以上聞いても覚えられない内容を、医学的知識のない人に外来で説明できるものだろうか。だができないとは言っていられない。多くの週刊誌の記事や医療否定本の影響で、そういう質問をする患者さんが徐々に増えつつあるのもまた現実なのだ。

生活習慣病の数値より大事なこと、「受け取る側」の論理

生活習慣病の治療の大切さについては、ぜひ一般向けの医学書や医学の教科書を読んで

いただきたい。ここでは少し観点を変えて、本や教科書に出てこない話をしよう。

「動脈硬化は奥が深い」と書いたが、血圧を例に挙げてその奥深さを紹介しよう。

医者でさえも高血糖、高血圧、高コレステロールといった原因が、正常な状態に与える影響だけに気を取られてしまう。しかしそれ以上に知るべきことは、高い状態を「受け取る側」の血管の細胞の状態だ。「高血圧が体によくない」というと、高い血圧が正常な細胞に悪さをするというイメージだろうが、実はそうではない。高い血圧が、いわば「高血圧細胞」とでもいうべき細胞に影響を与え、相互作用でおかしくなっていく。

研究で使用するSHR（自然発症高血圧ラット）というラットがいる。ほぼすべてが脳卒中になり死亡するので、脳卒中ラットとも呼ばれている。本態性高血圧（日本人のほとんどを占める原因のはっきりしない高血圧）の動脈硬化のいいモデルだ。

このラットは成人になると高血圧を発症するのだが、その血管の平滑筋を培養してみると、仰天する。まず形がもう正常平滑筋と異なる。しかも増殖のスピードが速い。高血糖、高インスリン、高コレステロールの状態にすると、異常増殖し、異常な物質を分泌する（動脈硬化が進む状態と同じ）。ノルアドレナリン、アンギオテンシンといった動脈硬化促進物質を少量加えるだけで異常反応を起こす。

そしておそろしいことに、正常ラットを塩分摂取、肥満、薬剤などで高血圧の状態にすると、SHRほど激烈ではないが、やはり異常増殖、異常分泌、異常反応が正常細胞に比べて増えるのだ。いわば人間関係が壊れるときの負のスパイラルのように、原因とそれを「受け取る側」との相互作用でおかしくなっていく。

そしてこの「受け取る側の論理」は血圧だけでなく、血糖、コレステロールにもあてはまる。つまり、「生活習慣病は、そのときそのときの原因の数値の高さのみが問題なのではなく、その高い数値にさらされ続けた細胞が正常とは異なる状態に変化してしまい、小さなひき金で、さまざまな病態をひき起こすようになる」ということだ。

「血圧が180ならともかく、140程度でなぜ高血圧と言われなければならないのか」と怒る人もいる。気持ちはわかる。今この瞬間、体には何の害もないだろう。だがそれが数年間続けば、130の人とは細胞そのものが変わってしまうということだ。

「毎日5分ずつ体操すれば長生きしますよ」と言われるのと同じで、「毎日約5～10程度ずつ血圧を下げておけば、長生きしますよ」と言っているわけだ。だが医者が言うと、「高血圧の薬を売るための策略だ」などと叩かれたりもする。不思議な話だ。

この「受け取る側の論理」は生活習慣病、動脈硬化の教科書や一般向け医学書には出てこないし、わたしも医学生に講義しない。

これほどマニアックなことを書いているのは、日本でもこの本だけだろう。しかし実は大事なことなのでこれを機に、記憶にとどめておいていただきたい。「受け取る側の論理」は医療のみならず、教育、上司部下、男女の人間関係などすべてに応用できるのだ。

医者は自分の専門分野において、このように「マニアックすぎて、患者さんには詳しく説明できないが、それを知っているがゆえに、治療の大事さが骨身にしみていること」が多く存在するのだ。

患者さんが治療拒否、放置希望のとき

内科医の立場から生活習慣病の治療を例に挙げたが、外科的手術ならともかく、生活習慣病はもっと簡単に説明できると思った人も多いだろう。たしかに医者の説明には、感染症のように「この菌にはこの抗生物質が効く」というクリアカット（明確）な説明を誰もが望む。しかし生活習慣病はそううまくはいかない。

「十分な説明をしてくれる医者」がいい医者だとしても、「どこまでが十分な説明なのか」「本当に患者さんが説明を理解したのか」、その見極めはむずかしい。

生活習慣病の説明だけでもこれだけ悩むのだから、外科手術、がん治療の説明の大変さは想像が及ばない。「十分に納得するまで丁寧に説明してくれるのが名医」というのが理想だが、理想と現実にはかなりギャップがある。

そして今、この「納得いく十分な説明」に関連して、本や新聞などでも取り上げられているが、新たに討論すべき大きな問題が生じている。それは、「患者さんが治療拒否や病気の放置を希望したとき、医者は『はい、わかりました』(だけ)でいいのか?」ということだ。これは昭和の医療では存在しえなかっただろう大問題だ。

たとえば藤田保健衛生大学教授の堤寛氏は、「手術後の説明義務と患者の権利」という文章の中で、次のように書いている。

「患者さん自身によるインフォームドチョイスは、医療のリスクが高まる方向に作用する可能性が少なくない。なぜなら、なぜその治療がいいのか、患者さんが完全に理解することはむずかしいからである。(中略)患者さんがリスクの高い選択をした場合、医療者はそれをそのままにすべきだろうか? 選択した患者さんの責任だから仕方ないではすまされないという医療側の思いは小さくない」

この文章を参考にして新たに医者側の思いを構築すれば、次のようになるだろう。

「専門的な手術やがん治療の説明を聞いて、患者さんが完全に理解したとは考えにくい。また、どこまで理解してくれたのか、そもそもどこまでが十分な説明なのか、医者も見極められていないような状態で、いくら患者さんに選択権、決定権があるとはいえ、治療拒否、放置を選択されたとき、医者としてそれをそのままにしていいのだろうか?」

本来、人が何かの説明を受けて同意書にサインするときは、拒否権もキャンセル権もあるし、他人に強制はできない。拒否されればひき下がるべきだ。だからここには医療というものの特殊性が垣間見える。命にかかわることだからだろう。

しかし医者だって放置という選択肢の大切さや患者さんの権利もよく理解している。だから具体的には、「明らかに手術で取りきれる早期がんなのに手術拒否されたとき、抗がん剤で99%完治する精巣がんや膀胱がんなのに、治療拒否されたとき、医者は再説得しなくていいのか?」ということなのだ。

敷衍《ふえん》すれば、この次の問題として、

「医療否定本や週刊誌の正しいとは言いがたい情報を信じている、放置希望の患者さんの場合、『説明を正しく理解して選択した』と本当に言えるのか」

という問題も生じるだろう。

また、仮に医者が患者さんの希望を最優先したとしても、そのあと外来、病院で何をすればいいのかという問題も新たに生じる。

実はこの「何をすればいいのか」は、まさしく数年前、わたし自身も経験した。

「顔だけ見てくれたらええ」と言うおじいちゃん

手伝いに行っている病院の外来で、転勤された前医から60代のおじいちゃんをひきついだ。脳梗塞を一度起こし、血圧の薬を処方されている。ひきついだときからすでに、

「血圧が高くても何ともないで。それでも薬飲まなあかんのか?」

と前医の処方にも不満そうだった。神経内科のクリニックで認知症予防の薬も飲まされていて、日によってはボーっとして会話がうまく通じないときもあった。

外来で1年ほどたったある日、突然、

「親戚のおばちゃんから、血圧の薬は体によくないと聞いた。もう今日から飲まん！」

と言いはじめた。

血圧低下の目標値は近年緩やかになってきている。しかし、脳梗塞の既往のある人は再発予防にきちんとしたコントロールが必要だ。脳だけではない。高血圧は心臓、腎臓、動脈瘤などにも悪影響を及ぼす。それを説明するが、

「いや、もう薬はいらん。血圧ももう測らんでええ！」

の一点張り。糖尿病はないが脂質、尿酸、腎機能などを採血で経過観察していたが、

「採血ももうせんでええ！」

と、とにかく興奮状態だ。一体何があったのだろう。医療否定本でも読んだのだろうか。

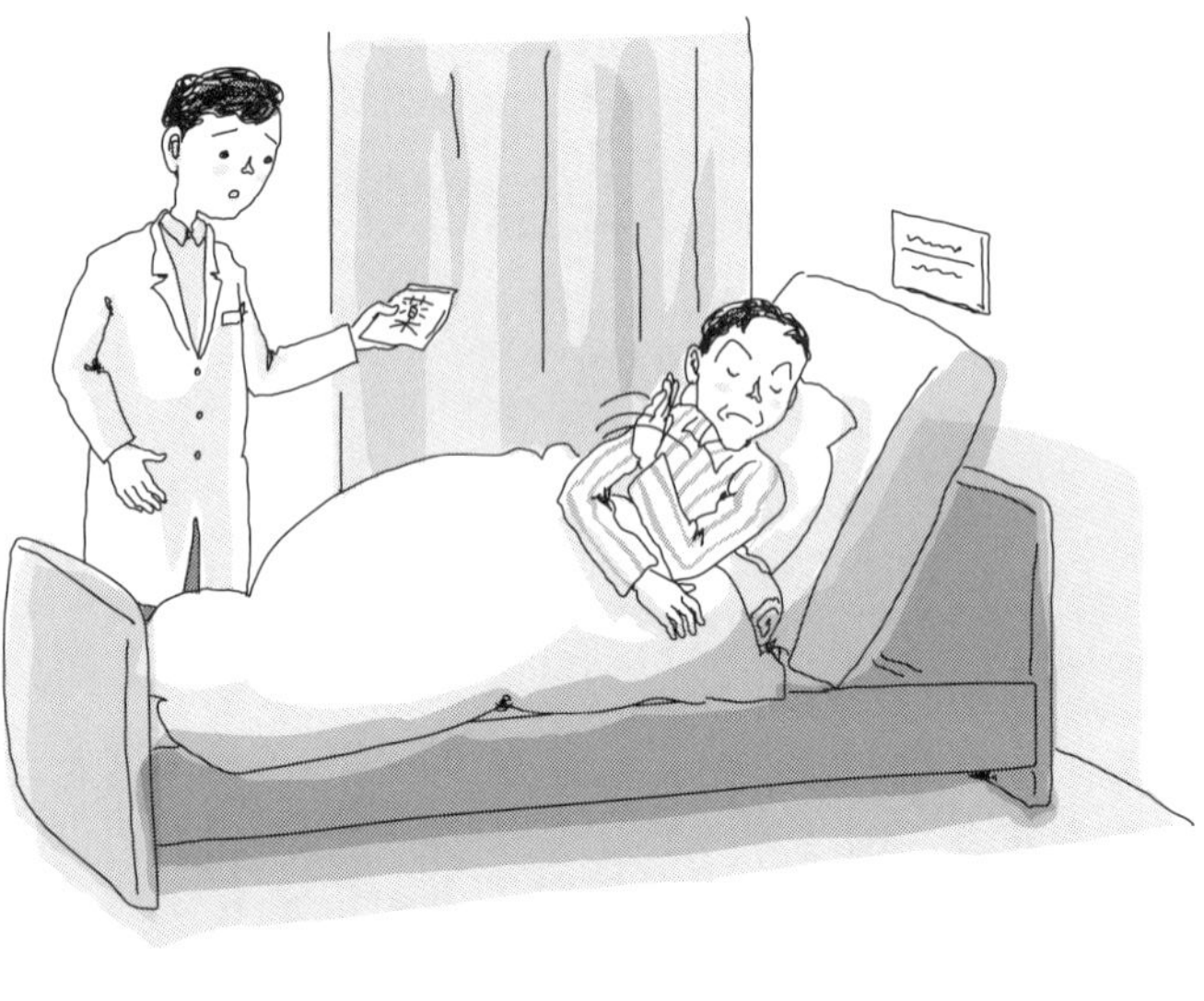

動脈硬化の進展機序や血圧の数字だけではない、経過観察の大事さなど、話してもとても聞いてくれるような状態ではない。しばらくいろいろ説明したが、態度はかわらない。外来ではこれ以上無理だ。

「ではいっぺん、おうちのかたと外来に来てください。そこでもう一度みんなで相談しましょう」

と提案するが、

「いや、うちのもんを連れてくるのは無理や」

と言う。困りはてた。

「採血もしない、薬もいらないのなら、外来でわたしは何をしてあげればいいのですか?」

と聞くと、

「数カ月に1回、顔を出すから、顔だけ見てくれたらええ」

それではもう内科外来ではない。たしかに薬を飲まず、生活習慣でいい値にできるならそれが理想だ。だがそれでは下がらないから前医にも薬を処方されていたわけだ。血圧が高くても薬を出さず、食事療法だけで見る主義の医者もいるだろう。わたしが個人で開業したクリニックなら、医者の自己責任でそういうこともあるだろうが、「生活習慣病外来の手伝い」として病院に雇われ、まかされている身で「顔だけ見る」外来などしていいのだろうか。それは「責任を持って診ている」と言えるだろうか。

ちょうどこの外来の少し前に、毎日新聞にこういう記事が載った。ある70代の女性が、乳がんの手術を拒否したところ、主治医に治療拒否したという同意書を書かされ、この病院にいっさいかかわらないように言われたというのだ。周囲は「ひどい医者だ」という意見が多く、わたしも最初この記事を読んだときそう思ったが、自分が治療拒否を経験して、「患者さんが放置を希望したからといって、『では外来に顔だけ見せに来てくださいね』などと言えるような単純なものではない」ということに気がついた。この記事の主治医も、「自分ではとても責任を持って診られない」と思ったのかもしれない。緩和クリニックならいざ知らず、総合病院で乳腺外科に勤務している以上、標準治療をすすめなければいけないだろうし、放置すれば確実に病気は進行していく。

ちなみにわたしはそのおじいちゃんに「もううちに来ないでください」とは言わなかったが、やはり無責任に数カ月後に予約を入れることはどうしてもできなかった。それでは数カ月間の放置を認めることになるし、わたしは内服中止を認めていないのだ。しかも数カ月の間に脳卒中を起こしたとしても、非常勤のわたしは入院させて診ることもできないのだ。

わたしの採った折衷案は、認知症の薬をもらいにいっているクリニックの主治医のことは信頼しているようなので、その先生に事情を書いた手紙を送り、よく話し合っていただき、可能であればそこで血圧の薬も出してもらうようにお願いした。

そのあと、そのおじいちゃんはわたしの外来には来ていない。

説明における三つの「どこまで?」

このおじいちゃんの話を読んで、みなさんも気づいただろう。「どこまでが十分な説明なのか」の「どこまで」とは、説明の医学的内容のことだけではない。

「本人以外に誰にまで説明すべきなのか」ということも考えなければならない。

原則は本人と配偶者だろう。だが子どもは? 長男だけでいいのか? 近くにいてつき添えるのが次男だけだったら？　患者さんの兄弟は？　内縁の妻は？

実はまったく何も決まっていないのだ。

本人及び配偶者が高齢で、説明の理解がむずかしそうに見えたときどうする？

本人が認知症のとき、誰が決める？

本人ではなく、家族が治療拒否を希望したとき、どうする？

前述の新聞記事の乳がん患者の例では、本人は迷い、夫が強く手術に反対したとのことだ。しかも夫はがん治療否定の本を読んだうえでの反対だったという。これではたしかに主治医もどうしたらいいか悩んだだろう。

しかもこの新聞記事は、次のような驚くべき患者さんの言葉で締めくくられていた。

「（主治医が）あのときわたしの目を見て丁寧に説明してもらえれば、夫の反対をふりきってでも手術したかもしれません」

新たに「どこまですべきか」の問題点がここに登場した。

「主治医はどこまで説得し、どの時点で説得をあきらめるべきなのか、そのタイミングは」も考えなければならない。

「もう少し強く説得してもらえれば、治療したかもしれない」のであれば、撤退するタイミングなど存在しなくなってしまう。強引に説得すべきだ。

しかし、がん治療への今日の批判は「患者に決定権があるはずなのに、医者は強引に治療にもっていく。けしからん」、ではなかったか。

最後にもう一度まとめておこう。

「むずかしい医学的内容をどこまで説明すべきか」「家族は誰にまで説明すべきか」「拒否している患者さんに、どこまで説得すべきか」

この三つは、今日のすべての医者が考え続けなければならない宿題だ。

人は必ず「忘れてしまう」生き物である！

「外来での説明」に関してぜひ知っておいてほしい大事なことをお話しよう。わたしが、治療拒否のおじいちゃんの説得をあきらめた理由はほかにもある。

「もしかりに、このおじいちゃんを今日はなんとか説得したとしても、1週間もたてば説明した内容を覚えていないだろう」というわたしの思いだ。それは年齢や認知症や本人の理解力に関係なく、すべての患者さんに言えることなのだ。

8年ほど前のことだ。インスリン注射をされている患者さんが、食事量が減らせず、血糖コントロールがうまくいかないために糖尿病外来に入院目的の紹介でやってこられた。今ではあまり行わない混合型インスリン2回注射をされており、本人はインスリンの量を増やしたがっている。

わたしは、混合型インスリンとほかのインスリン（持続型、超速効型、持効型など）の違い、メリット、デメリットを話し、食事量を減らさない状態でこのインスリンを増やすと、一時的に血糖は下がっても長い目で見ると合併症が減らないことを説明した。

1週間後にその患者さんが入院されたとき、病室でもう一度、その内容を説明した。するとその患者さんは、

「こういう説明の仕方をしてくれると、なぜインスリン量を増やさなかったのか、よくわかります」

「……でもこれは外来でお話しした内容と同じですが」

「いや、この話を聞くのは初めてです」

わたしはこの人に話したことを鮮明に覚えているし、外来カルテにも説明内容が記載さ

れている。しかし本人は頑として、

「いや、絶対今まで聞いたことはない！」

と言うのだ。

「入院してゆっくり1対1で話すのならともかく、膨大な数の外来で、本人もそのあと用事があるような状態や、待ち時間でイライラした状態で、医者の専門的な説明を聞いても1週間もたてば忘れてしまう」

考えてみれば無理もない。大学生でも医学的な内容の講義をしたあと、いろいろ質問しても全然覚えていない。わたしでもケーブルテレビの説明を聞いて、そのときはわかったつもりでも業者が帰ったあと、全然ケーブルテレビが使えなかった。

患者さんは、「さあ、今日は医者が話す内容をしっかり覚えて帰るぞ」などとはりきって診察にのぞむわけではない。ましてやわかりにくい専門的な話なのだ。

人は必ず「忘れてしまう」「思い出せない」生き物である。

ためしに目を閉じて思い出してほしい。あなたはこの「ヒント4」の冒頭の一文を覚えているだろうか。そう、人は少し前に読んだ文章でも思い出せないものなのだ。

個人的な経験としては、自分の家族や親戚を見ていると、医者の説明を聞いてもだいたい数日後には内容の半分以上は思い出せないようだ。おおまかなことは覚えていても、細かいことはほとんど忘れている。1カ月たつと「説明を聞いた」という記憶だけが残り、内容はほとんど説明できない。1年たつと、ときに説明を聞いたことさえ忘れている。知っていてほしい、人は本当に「必ず」忘れてしまうのだ。

医者の説明を聞く前に準備してほしいこと

「納得いく十分な説明をする医者が名医」。文章にすればたった17文字だが、言うは易く行うはむずかしい。説明の理想と現実にはこのように多くのギャップがある。

三つの「どこまで?」が医者サイドの現実とすれば、患者さんサイドの現実は、

①医学的な専門用語や内容がむずかしすぎて、説明を理解できない。

②時間がたてば、人は必ず説明の内容を忘れてしまう。

③患者さんが亡くなれば、遺族はあらかじめどういう説明を聞いていても「ほかの選択肢はなかったか」と後悔する（今回この③について詳述は省かせていただく）。

などが挙げられるだろう。

医者サイドの問題は患者さんにはどうしようもないが、患者さんサイドについては、まったく何も準備できないわけではない。

まず説明を聞く前に、自分の疾患やその治療について、本やネットである程度勉強しておいてほしい。なぜならまったくゼロの状態であれば、医者の説明は「一方通行」になるので、その医者が説明上手であっても名医であっても、すべて無力化してしまう。

「忘れる」ということに関しては、メモはもちろんキーパーソンである家族と一緒に聞こう。これは医者側の「誰にまで説明すればいいのか」にも通じる。

もちろん理想論だ。わたしも高知にいる母が受診したとして、そのとき必ずつき添えるかどうか自信はない。そんなとき、医者の説明を録音するのもいいだろう。わたしは自分が録音されるとしゃべり方がぎごちなくなるので、昔は

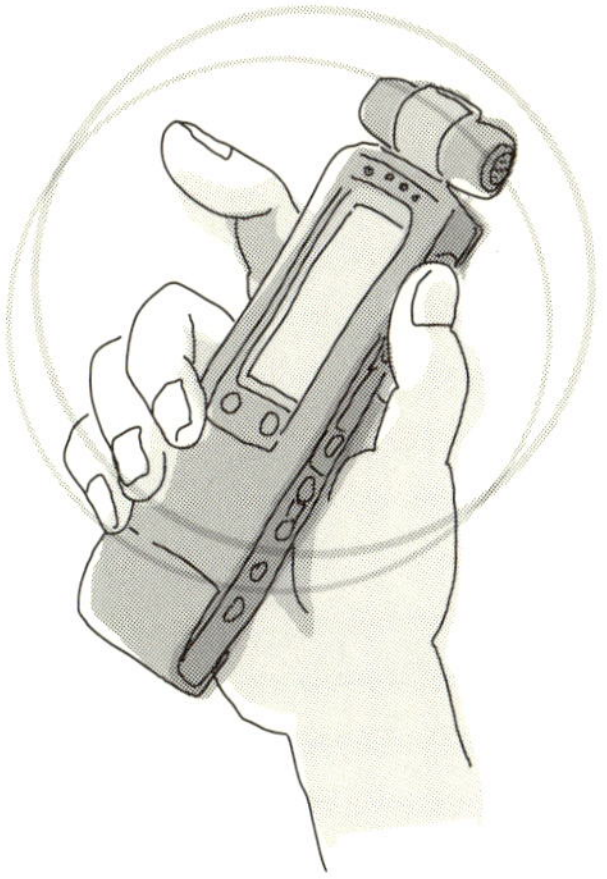

録音されるのが好きではなかった。しかし今日の説明内容のむずかしさや、患者さんが忘れてしまう現状を見ていると、録音はやむなしと思う。

医者の方から「録音してください」と言えばいいのだろう。そうすれば医者のぎごちなさも取れるかもしれない。

というわけで、みなさんには説明を聞く前に、
①その疾患について本やネットで調べておく。
②キーパーソンを決めておく。
③録音のＩＣレコーダーなどを準備しておく。
以上をおすすめしたい。

ヒント 5

医者と患者はよきパートナー

わたしが個人的に考える「名医の条件」

「ヒント1」で書いた一般的な名医の条件に加え、現時点でわたしが個人的に考えている「名医の条件」を四つ書く。

① 常によく勉強していること。

医学の世界は文字通り日進月歩だ。どの分野も次々と新しい作用機序の薬が出るし、考え方もどんどんかわっていく。「医者は努力してない」どころか、少しでも油断するとすぐに最新の医学知識から乗り遅れてしまう。

逆に若い医者よりもベテランの医者の方が大変かもしれない。若いときは綿が水を吸い込むようにどんどん医学知識を吸収していくが、ベテランは意外と自分の若い頃に習ったことがベースとして固まっていて、知識の脳内「上書き保存」が意外とむずかしい。しかも体力的にもヘトヘトで、なかなか本や医学雑誌を読もうという気にならないものだ。

ときにベテランの先生の処方をカルテで見て、

「えっ？ 3年も前に、こういう状態のときにはこの薬はできるだけ使わない方向になったのに、この先生、知らないのかな?・」とギョッとすることもしばしばだ。今日の医療では、①の「常によく勉強していること」はやはり必須だ。

②「自分の親がこの状態ならどうするか」と考えて、治療方針を選択してくれる。

ある医師が自分の著作で、患者の家族に「(患者を)ご自分の父親だと思って治療してください」と言われ、「申し訳ありません」と断った体験を書いているのを見て、びっくりした。「(冷静に治療しなくてはならないのに)あまりに感情的になっては精神が危うくなる」からだそうだ。患者さんの家族も理想論として言っているのであって、自分の親ほどに愛情を込めろと言っているわけではない。家族の言う「自分の親と思って」の意味は「自分の親が同じ状態ならどうするか考えて、治療方針や薬を選んでください」という意味だ。これは絶対大事な姿勢だ。

③仕事にやりがいを感じていること。

99%の成功率の「神の手」外科医ならいざ知らず、一般の医者の毎日はつらい。むしろ「神の手」外科医の方が、その域に達するまでの苦労や努力は壮絶だろうが、やりがいを維持する精神性という意味ではつらくないかもしれない。

やりがいを感じるには、やはり自分の診療で患者さんやその家族が喜んでいると実感することだろう。だが一般の医者は、経験を積めば積むほど、喜ぶ患者も見るかわりに、悲しむ患者も多く見るようになる。どんなに元気になった患者でも、高齢になれば、がんか動脈硬化か肺炎で倒れてしまうのだ。

救急医療、高齢者医療、がん治療の現場は本当に多くの人が亡くなっていく。

「自分は何のためにこの仕事をしているのだろう?」

と医者なら必ず思ったことがあるはず。ある人の表現を借りれば「そこで悩む医者はいい医者なのだろうが、残念ながらその自問自答を続けていると、だんだん心を病んでいく」。

そう、悩むだけではだめだ。そのままではつぶれてしまう。つぶれないためには、二つの方法がある。深く考えず、淡々と仕事をこなすようにするか、自分なりの死生観、人生哲学を持つかだ。

④自分なりの死生観、治療の哲学をしっかり持っていること。

ただ、①〜④のどの条件も、自分の主治医がどうであるか、患者さんの側からは判定しがたい。あくまでわたしが医者の立場で「自分もこういう医者になれたらいいな」と個人的に考える「名医の条件」だ。

「寝たきり」患者の治療の意味がわからない医者たち

④の死生観、治療哲学については、

「医者、医療に人生論や哲学などいらない！」

と、反対する人もかなり多い。

「そんなこと考えているヒマがあれば、腕をみがけ！」

というわけだ。たしかにわたしも若い頃はそう思っていた。

しかし40歳のとき、ある病院でこんな経験をした。自分の担当している入院患者さんが気腫性胆のう炎から全身も重篤な状態になり、外科に緊急手術をコンサルト（相談）したときのことだ。その患者さんは脳梗塞で入院した80代のおばあちゃんで、寝たきりだった。気腫性胆のう炎は抗生物質が効きにくく、原則は手術適応である。

ところが、時間外で呼び出された外科医の先生は、わたしに向かって不機嫌にこう言った。

「なんで高齢の寝たきりおばあちゃんのために、外科医、麻酔科医、看護師が何人も夜中に集まって手術しなければならないんだ！　手術して治っても寝たきりにもどるだけだろう。治ったあと、社会にもどって仕事するわけでもない。医療資源の無駄遣いだ！　内科で保存的（点滴など）に経過観察しろよ」

わたしはショックだった。

ちょうどその頃、わたしの父も高知で寝たきり状態だった。ときどき帰省してその姿を見つつ、「こんな寝ているだけの毎日、意味があるのだろうか」という思いと、「いや、何か意味があるから生きているはずだ」という思いのはざまで揺れ動いていたので、このおばあちゃん

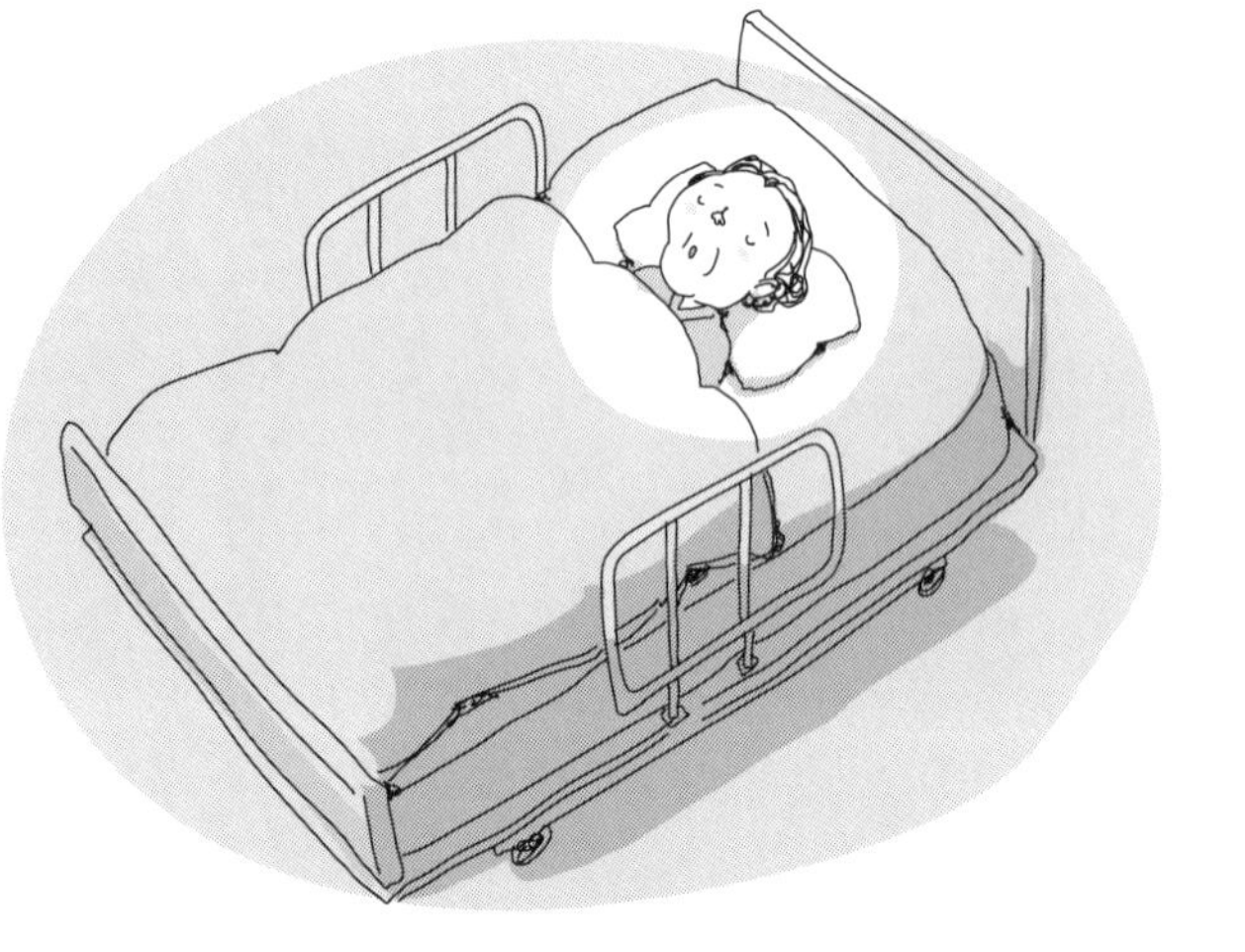

のつき添いの家族の気持ちを考えると、手術してもらえなかったのはショックだった。

しかし「治療しても寝たきりにもどるだけで、社会に役立たない」などというのならば、すべての寝たきり高齢者は「手術どころかあらゆる治療は無駄」ということになる。

幸いこのおばあちゃんは内科的治療で奇跡的に持ち直したが、この一件以来、「寝たきり高齢者の治療の意味づけ」は大きな課題としてわたしの心に残った。超高齢社会になり、これから先、日本の医者は今まで以上に寝たきり高齢者を診ることになるだろう。しかし、膨大な数の高齢者の末期医療が、日本の医療財政を圧迫しているのは厳然たる事実だ。

「この治療は無駄な医療ではない」と思うだけのモチベーションと、自分なりの人生論、老いの哲学を現場の医者はみんな持つべきなのだ。逆に「この人には治療しない」と言うのであれば理由を明示すべき、つまり自分なりの信念、哲学をしっかり持つべきだ。「社会に役立たないから」では、理由にも老人論にもならないだろう。

だからわたしは④ははずせない。

たとえば「平穏死」という考え方がある。「高齢者が口から食べられなくなっても、チューブ栄養や、胃瘻《いろう》など作らずに自然にまかせよう」という考え方だ。これは一つの治療哲学、人生論であり、この考え方で老人病院、療養型病院で働いている医者も日本全国に多くいることだろう。

何のポリシーも持っていないのならば、単なる高齢者を寝ころがしておくだけの「平穏死医者もどき」「放置医者」になってしまう。

だが、この「平穏死医者もどき」も少なからずいるような気がする。かつて療養型病院に臨時でお手伝いに行って、寝たきり高齢者を往診した際、

「えっ。主治医はどうしてこんな状態で放置しているのか」

と驚くことがよくあった。「ヒント2」でも書いたように、「放置するにも、十分な知識と技術が必要」「いろんなことができる医者だが、あえてしない」ならいいのだが、主治医がそういう条件を満たす医者でないようなことが多い。かといって老いに対する強いポリシーや寝たきりの哲学があるようにも見えない。

やはり④（とくに老いの哲学）はいい医者の条件としてはずせない。「老いの意味」を考えることは「残された時間の意味」を考えることだからだ。完治しないがんの治療やそのほか多くの治療に応用できるはずだ。

寝たきりという準備期間と「平穏死賛成もどき」

日本に昔からあるポックリ願望。病気で寝たきりにならず、すぐにポックリ死にたい。今ではＰＰＫ（ピンピンコロリ）願望というらしい。寝たきりの期間は短いほどいいという考えだ。寝たきりで胃瘻やチューブ栄養で生き続けている人を見て、「自分で食べられなくなったらわたしは何もしない。平穏死の方がいい」となるのだろう。

だが、現実問題ＰＰＫは周囲が大変だ。最近わたしの大学の先輩が急逝されたが、家族も職場もまったく想定外のことで大パニックになった。「寝たきりの期間がなくて幸せ」どころではない。

ＮＨＫ大河ドラマ『真田丸』（２０１６）で、秀吉が寝たきりになるシーン。重臣たちは表向きそういう雰囲気は出さないが、裏では秀吉が亡くなったときのための準備に奔走する。つまり「寝たきりの期間」は、家族や周囲の「準備期間」なのだろう。心の準備、跡つぎの準備、仕事のひきつぎなどなど。

これは「寝たきりになれば数週間」の時代だったからこそ成り立っていた。ところが今は医学的に進歩したために、寝たきりになっても生き続ける。ゴールが見えない。だから「準備期間」にならないのだ。

ある老人病院で講演したときのことである。その病院では多くの寝たきり高齢者が胃瘻や点滴で栄養補給されていた。講演後にその病院の看護師から仰天することを言われた。

「多くの寝たきり患者さんを看護していると、毎日みんな〝ア〜ウ〜〟としか言わないし、家族も全然会いに来ない。〝この人たちは幸せなんだろうか？〟〝わたしたちはこの人たちの役に立っているのだろうか？〟と悩むんです」

高齢者医療の現場の看護師でさえ、準備期間ではなくなった「寝たきり期間」の意味づけがわからないのだ。この看護師だけではなく、現代人はみんな「寝たきり期間」の意味がわからない。だから「寝たきりにならないよう、寿命が来たら自然にまかせましょう」という言葉を喜んでしまう。

そして「医療が安らかな老いを妨害している」「医療にかかわるから老後が不幸になる」といった趣旨の本がベストセラーになる。これが今の日本の流れだ。

だが、ここで不思議な現象が起こる。現場での家族の態度は、この流れとは真逆なのだ。

高齢者施設や老人ホームに入所中の親を心配して、家族または施設の職員が病院の内科外

来に連れてきて、

「朝から食欲がないんです」

「朝からあまりしゃべらないんです」

「朝から微熱があって心配」

「軟便なので心配」

患者さんの年齢も、受診する回数も年々上昇しているのではないかと思う。

「高齢者は、自然にまかせよう」「食べられなくなったら何もしない」「高齢者は医療にかかわるな」どころではない。「自然にまかせろ」と口で言うのはたやすいが、現実はそんなに簡単ではない。病院に来られれば、医者は自然にまかせて何もしないなどということはできない。本当に自然にまかせるのならば、どういう症状が出ようが施設やホームでじっと見ているしかない。

しかしそれができない施設の職員の気持ちもわかる。このままじっと見ていていいかどうかは、自分たちだけでは決められない。しかも家族は心配しているのだから「では病院を受診しましょう」となるのはあたりまえだ。

老いと病気を分離して考えてしまう日本人

高齢者施設の職員も家族も「高齢者は自然にまかせよう」的な本を読めば、何の違和感もなく「その通りだ」とうなずくと思う。しかし、なぜこういうことが起こるのか？

大きな理由の一つは、「老い」と「病気」を分離して考えてしまうからではないか。

「病気だから早く治してくれ」

「病気の部分だけを取り去って、老いの部分だけ残してくれ。老衰の部分には何もせず、自然にまかせて」

ということだろう。

たしかに「病気を治して、最期は老衰だけにする」というのは高齢者医療の理想かもしれない。だが理想と現実は違う。医者として長く働けば働くほど、老いと病気は明確に分けられないと気がついてくる。

たとえば高血圧の人が高齢になり心肥大になり、心不全症状、腎機能低下が出てきた。これは老化ともいえるし心臓、腎臓の病気ともいえる。

不整脈を薬で抑えている人がいたとしよう。高齢になり、年齢とともに薬で抑えられなくなってきた。これも老化ともいえるし、病気の進行ともいえる。つまり老いと病気は同時進行なのだ。老いと病気の線びきが明確でない以上、「自然にまかせる」線びきもはっきりしない。今までまったく病気がなく、高齢で初めて不整脈が出た人、心不全症状が出た人に治療はしないのか。

「自然にまかせることによる病状は治療するのか、しないのか」というむずかしい問題もある。

低栄養、脱水状態になれば痰《たん》が粘調《ねんちょう》になり、きれにくい。痰が詰まって窒息しないように、吸引や去痰剤は使わないのか。口から食べない状態で放置していると、糖尿病の人は逆に血糖が跳ね上がることがある。それを治療しないのか。

心房細動という不整脈を放置していると、心臓の中に血栓ができ、この血栓で脳梗塞そのほか、いろいろな病気が起こるが、それは治療するのではないか。治療しないのであれば、なぜ放置していいのか。

口から食べない状態を自然にまかせていると、低タンパク状態になり、褥瘡《じょくそう》（床ずれ）もできやすく、かつ悪化しやすい。高度の褥瘡の部位で細菌感染を起こし、全身状態が悪くなれば、医者は抗感染症薬の治療をするだろう。じゃあなぜ低栄養を自然にまかせていていいのか。

おそらく「放置する医者」も、「治療」はするだろう。ということは、まさしく医者でさえも「老いと病気」を分離して考えてしまっていることに気がつく。

平成28年8月、今上天皇が「生前退位」の意向を示された。ほとんどの医者はこれを聞いて「当然そうされるべき」と思ったのではないか。ところが識者によれば、現行の法律（皇室典範）上は「寝込まれるような状態ならともかく、日常生活ができている状態では（引退は）むずかしい」とのこと。ナンセンスだ。いくら日常生活ができていようが、見た目が元気そうであろうが、心臓のバイパス手術をされた82歳ならば、医療関係者からすれば「自宅安静されてもいいのでは」だろう。

この法律も残念ながら日本人の「老いと病気を分離して考える」という欠点を抱え続けているような気がしてならない。

だが、もう一度書いておこう。老いと病気は同時進行なのだ。

実は「寝たきり」かどうかは関係ない。「老いてなお生きる意味」

昔、ある殿様が村人にこんなお触れを出した。

「60歳を過ぎた年寄りは、畑仕事もできないのだから山に捨てるべし」

村人は泣く泣くお触れに従ったが、ある青年は自分の老いた母親をこっそり家においで面倒をみていた。

あるとき殿様が難題を出して、解けたものに褒美を出すと言う。

青年の母親は全部解いてしまう。青年は難題の答えを持って行き、殿様から褒美をもらうのだが、そこで正直に告白する。

「実は問題を解いたのは、わたしではなく山に捨てられなかった母です。老人は体が弱っても、今まで生きてきた経験があり、物知りなのです」

殿様は感心し、年寄りを大事にすべし、というお触れを出すようになった。

類似の話は民話として、日本全国に残っているらしい。これは「老人を大事にしなさい」という教訓としてのお話であり、「姥捨《うば》て」は存在しない架空のものと考えられている。

しかし「赤ちゃんを大事に育てなさい」というあたりまえのことは誰も言わない。わざわざこういう教訓を残さなければならないのは、畑仕事ができなくなった老人を、厄介者あつかいする気持ちが芽生える可能性は誰にもあったのだろう。だからこそ「そんなことを思ってはいけない」という抑制の心が民話になったのだといえる。

だが、改めて考えてみると、この民話には二つのおかしな部分がある。

はなから青年は法を破っている。しかも確信犯だ。しかしストーリー上、村人が殿様に直訴して法をかえても少しも心に響かない。教訓が

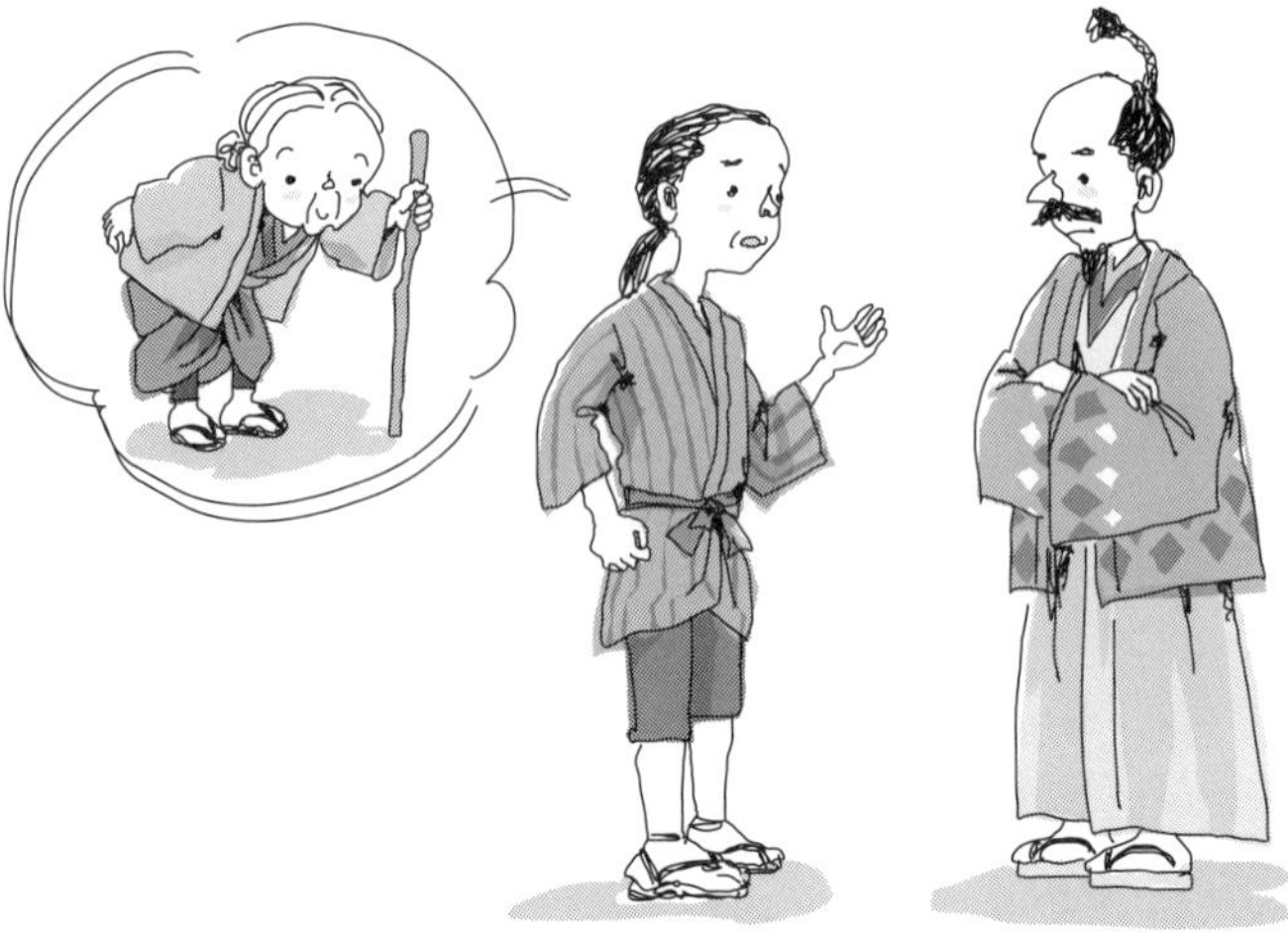

心に残るには『走れメロス』ではないが、暴君が心がわりするエピソードが必要だ。だからそれはよしとしよう。

問題は、もし殿様の難題がなかったら、青年は村人に内緒で自分の母親をかくまい続けたのだろうか、ということだ。みんな自分の親を泣く泣く捨てているのに。村人に呼びかけて「いつか法がかわるまで、みんなで親を捨てたふりをしてかくまおう！」ではないのだ。見事に自分の親のことしか考えていない。考えていないどころか、連帯責任で近隣の村人まで罰せられる可能性すらあるわけで、実にエゴイズム。

結果オーライなのだろうが、泣く泣く親を捨てた人にしてみれば「あいつは法を破って親を捨てなかったのに、逆に殿様に感心されている。おれはどうしてこんなにつらい思いをして親を捨てに行ったのか」というのが本音だろう。

二つ目の問題点は、この考えだと、知識や経験のないおばあちゃんは大事にしなくてもいいことになってしまう、ということだ。

そもそもこういう民話が成立したのは、寝たきりや認知症の老人がほとんどいない時代だからだろう。いくら知識や経験が豊富でも、寝たきりや認知症で会話困難だったら役に立たない。結局この民話の大きな欠点は「老人は体が弱ってもまだ役に立つから」という落としどころに持っていってしまったことである。

「役に立たなくても老人が生き続ける意味は何か」の答えが出せていないのだ。そして今日の日本人もその答えが出せていない。前述の老人病院の看護師の話をもう一度思い出してほしい。彼女は「何のために毎日多くの寝たきり老人を看護しているのだろう」と悩んだ。

ここで恐ろしいことに気がつく。もしも寝たきりでなく、毎日ゆっくりではあるが、トイレ歩行し、食事を自分で少しずつ取る。しかしヨボヨボのおじいちゃんおばあちゃんばかりの病棟だったら、彼女はやりがいを感じたのだろうか。

もしも寝たきりでなく、体はよく動き食欲もあるが、高度の認知症でコミュニケーションが取れない患者さんばかりだったら、あなたが看護師ならやりがいを感じるだろうか。

胃瘻やチューブ栄養や寝たきりを「これで生きていても」と攻撃する理由にしているだけで、実はやりがいを感じにくいのはそのせいではない。

「寝たきり」も「胃瘻」も関係ない。「老いて、社会に役に立たない状態で生き続けることの意味」が、日本人はわからないのだ！

「総論各論の矛盾」と老いのタブー

2025年には75歳以上の高齢者が3人に1人になるそうだ。

これはすごいことだ。すべての医療が破綻するとまでは言わないが、現状と同じやり方では医療資源的（マンパワー、病院の数）にも、医療財政的（健康保健、介護保険）にも、高齢者医療の存続が不可能である。先ほどの民話でいうと、若者より老人の方が多く、食糧が足りないようなものだ。「老人は物知りなのです」などと悠長に言っていられない。

われわれは高齢者をどこまで治療するのか、するのならばその意味づけは何か、口から食べられなくなった寝たきり高齢者の栄養補給をどうするのか、胃瘻を作るのならば、それで生き続ける意味は何か、しっかり考えなければならない。

だが、みんな考えようとしない。というか考えられない。なぜか。

「ヒント3」で抗がん剤治療における総論各論の矛盾が、医者と患者の関係をこわすことを紹介したが、この「総論各論の矛盾」は、高齢者医療においてこそすべての大きな妨げなのだ。

「高齢者の膨大な医療費を何とかしなければ、日本の皆保険制度は破綻する」と聞けば、総論としては、「高齢者にたくさん薬を出して、いらない検査を繰り返しするからだ。病院はけしからん」と必ず言う。

だが各論＝自分の老親が急病になったときはどうか。救急で連れてきて、「もとの状態にもどせ」と必死で叫ぶではないか。当然80歳であろうが90歳であろうが、多くの検査がされ、多くの治療が与えられるだろう。見事に自分の言動が総論の問題点そのものになっている。

寝たきり高齢者が、口から食べられなくなった胃瘻問題もそうだ。総論としては、「施設でこんなに多くの寝たきり老人が胃瘻で生かされている。意味がない。医療費の無駄遣いだ」「病院が儲けるためにやっているのではないか」とみんなが思う。では、各論＝自分の親が口から食べなくなったときはどうか。

「何もせず、自然にまかせてください」などと子どもはなかなか言えるものではない。かりに胃瘻チューブにつながれた寝たきりでも、自分の親はほかの寝たきり老人とは違う。今まで生きてきた長い歴史がその姿から見える。何より子どもは、たとえ自分の親がどんなに弱っていても、元気になりそうな気がするのだ。また口から食べるようになり、胃瘻をふさぐことに期待する。もちろんほとんどそういうことはないのだが。

わたし自身も父が亡くなるときに経験したが、意識のない状態であと数日というときでも、自分の親だけは、ひょっこりと目を開けて奇跡的に回復するような気がするのだ。まして や意識があり（たとえア〜ウ〜しか言えなくても）声が出せる状態の親を見て、「口から食べられないなら、このまま枯れていってもらって、1週間後に看取ろう」などと思うわけがない。

寝たきりで生きる意味づけ。意味づけも何も自分の親だから生きてほしい。あたりまえだ。考えることもない。では他人の親は。考えもしない。これでは先ほどの民話の青年状態だ。自分の親のみかくまい、他人の親のことは考えない。

ビートたけしが、冗談めかしてこう書いている。

「自分の親は長生きしてもらいたいと思っても、他人のジジイ、ババアなんか早く死んでほしい、その方が日本のためだ、と思っている日本人は大勢いると思う」

これはビートたけしだからこそ書ける「老いのタブー」だろう。

「『自分の親だけは特別』という老いのタブー、総論各論の矛盾を見て見ぬふりをして、いくら胃瘻、延命の問題を討論したり、医療のマンパワーを増やしたり、医療財源を増やしても、根本的に何の解決にもならない」

これがわたしの考えである。日本人は老いや医療に対する人生観をかえなければならない。これはもう8年以上前から、「書いてはいけないタブーなのだろうか」と付記しつつ、自著そのほかでずっと書いてきたことだ。

残念ながら言い続けても何もかわらないので、そろそろやめようと思っているが、この本を読んだ人はぜひこの意見を記憶の片隅に残してほしい。

日本人の「個」「各論」主義を現代医療は受けとめきれない

何ごとも総論は大事だが、総論だけでは生きていけない。かといって各論を重視しすぎると、意見がいつまでも統一せずにまとまらない。要は総論、各論の配分がむずかしいのだ。何のことはない、子どもの頃受けた道徳の授業だ。

「自分のことだけ考えたくても、世の中それでは生きていけない。他人のためを考える比率と自分のことを考える比率をよく考えよう」

あなたも習ったことがあるだろう。

しかし、この道徳の問題は日本人には向いていない。日本人は「個」を重視する人種だからだ。と言うと、

「えっ、逆でしょ？　昔から日本人は個人より集団を大事にするといわれてきた」

と言うかもしれないが、わたしの考えでは「集団を大事にしているのではなく、集団の中における自分＝個の評価が落ちることを何よりも嫌がるのが日本人」なのだ。集団のために個人を犠牲にしているように見えても、それは個人の名誉のためだ。

この潜在的「個」「各論」重視が見事に表面化し、暴走してしまうのが現代の医療現場だ。なぜなら仕事ではなくプライベートの「個」として病院を受診する。属する集団や職場は関係ない。他人の評価など関係ない。自分の健康のことだけ考えていればいい。

よく「日本人は我慢強い」というが、それは集団の中で何か役割を与えられているか、みんなと一緒に我慢しなければならないときにかぎってである。一人だけの「個」になると我慢できない。実にもろい。とくに病気や老いに対しては脆弱だ。厳しい練習に耐え抜いたはずの肉体と精神を持つスポーツ選手が、病院では病院食だけでは我慢できず無断外

泊してしまったり。これが「個」の弱さだ。

「自分の親は特別」という各論が高齢者医療を壊すことはすでに書いたが、日本人の「個」「各論」重視は、高齢者医療のみならず、すべての医療を壊してしまう。

例を挙げよう。われわれは診断のときに、最初から確率のとても低いことを考えはしない。何万分の一の可能性まで考えていては、過剰な検査漬けになってしまう。たとえば、外来で手足がしびれるという若い人を診て、脳梗塞などとは考えない。念のために脳CTを撮って異常がなければそこで終わりだ。だが脳MRIを撮っていれば脳梗塞が診断できたという裁判例があるのだ。

「普通は考えない」という「総論」よりも「各論」を100%重視する判決だ。つまり、われわれは患者さんに可能性がゼロでなければあらゆる検査をしなければならない。ただでさえ「検査漬け」と批判されているのに、だ。

紙面の都合で1例だけ挙げたが、ほかにもこういう「各論が総論をつぶす」例はとても多い。総論と各論の比率がどうこうどころではない。

日本人の「個」「各論」中心の精神を、今、現代医療は支えきれないでいる。

「よき医療」「名医」と出会うために、医者と患者はよきパートナー

もう一度ゆっくり自分の人生の中での医療の位置づけを考えてほしいという思いで、「ヒント5」は書いてきた。もちろん医者も自分なりの治療哲学（とくに老いの哲学）を持っているべきだ。でないといずれは超高齢社会に押しつぶされてしまうだろう。

だが、一般に医者はこういう話を嫌う。

「死生観だの、いい医者とは何かだの、口で言っているよりも目の前の患者に全力を尽くせばそれでいい」という考えだ。だが医者が目の前の患者をもくもくと治療しているうちに、この数十年間で医者の説明はわかりにくくなり、総論各論の矛盾などで医者と患者の関係は壊れ、かつてない医療不信の世の中になってしまった。

これだけ「名医さがし本」があふれているのは、医療への期待というより「どの医者を信用していいかわからない」という不安の表れでもある。

だが、みなさんに理解してほしいのは、結局「名医」とはあなたとうまくいっている医

者、あなたが「いい先生」と思った医者だということだ。つまり、たとえ「名医の条件」をすべて満たしていようが、他の患者さんの評判がよかろうが、最終決定権はあなたにある。ということは、あなたの力は大きい。だからこそ逆に名医を見逃してしまうかもしれない。

医者と患者は治療のパートナーなのだ。だから「患者本位の医療」という言い方もおかしい。医療は医者と患者の協力なのだ。名医かどうかはその医者の人間性や腕単独では決まらず、あなたと医者の相互作用＝どれだけ協力し合えたかで決まる。ただ「名医」を待っているだけではだめだ。自分も協力してこそ「名医の治療」が生まれる。

天皇陛下のバイパス手術をした天野篤先生の

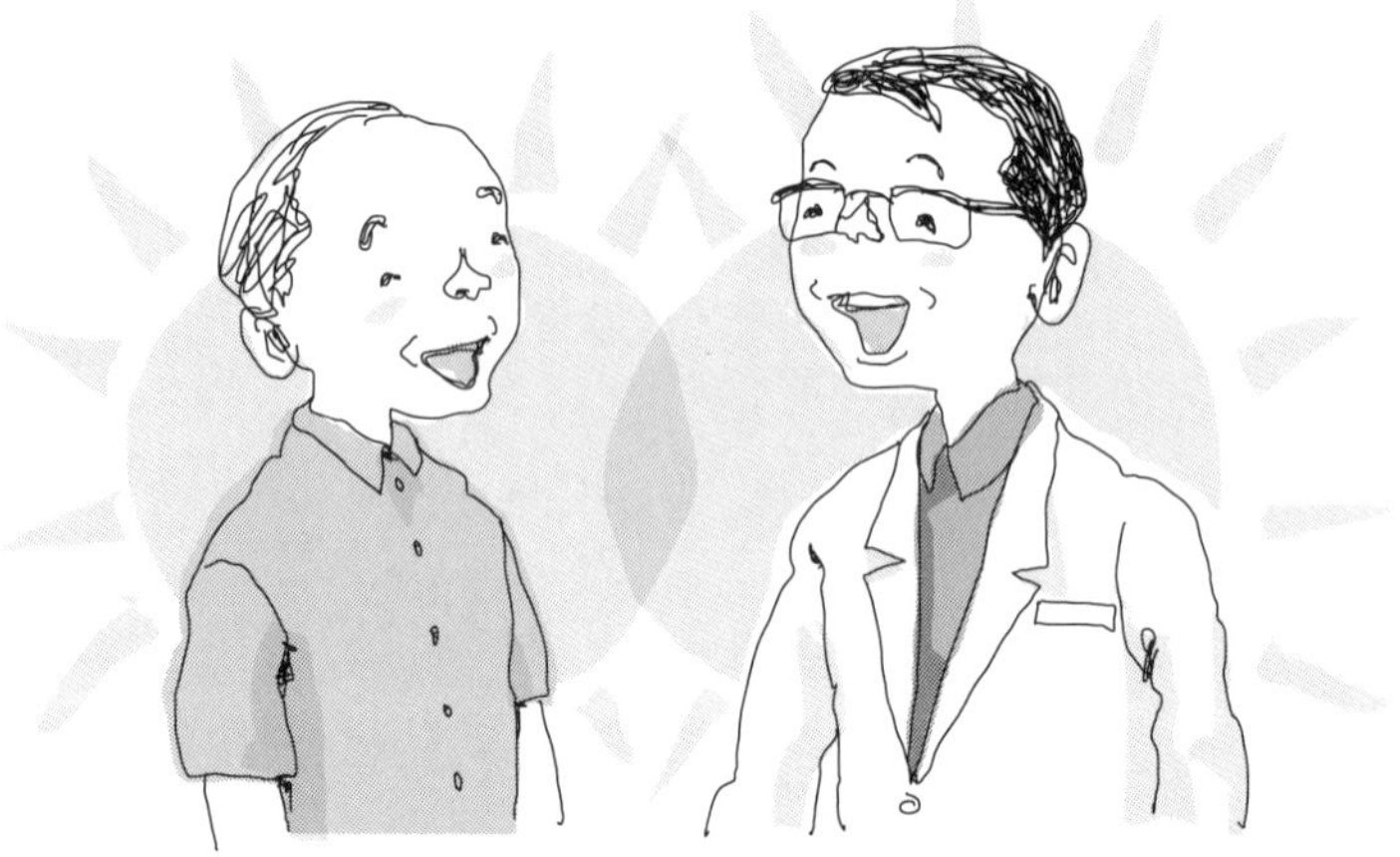

「25％は患者にも責任がある」という言葉は、さまざまな解釈ができるだろうが、わたしはそういう「相互作用だから」という意味にとらえている。

そこで、必要以上に医者を「信用できない」と思い込むのは逆効果だ。「ヒント4」に書いた「受け取る側の論理」を思い出してほしい。高血圧にさらされた細胞が変化してしまうように、明らかに不信感、敵意にさらされ続ければ、医者の方もよくない方向に変化してしまう。「相互作用」の悪循環パターンだ。

医療否定はあなたの「名医探し」にとって何のメリットもない。『嫌われる勇気～自己啓発の源流「アドラー」の教え』（岸見一郎・古賀史健著、ダイヤモンド社、2013）という本がベストセラーになったが、これは医者にはあてはまらない。医者が患者に嫌われていると、医療は確実につぶれてしまう。必要以上に嫌わないでほしい。

瀬戸内寂聴氏も著書『老いも病も受け入れよう』（新潮社、2016）の中で、「自然にまかせて病院に行くな」ではなく、「病院と仲よくしよう」と書いている。

あなたがいい治療医と出会い、よきパートナーとして協力し合える手助けになるようにわたしはこの本を書いている。できれば、「老いのタブー」や「総論各論の矛盾」の問題も考えてみてほしい。人はどういう状態でも「生きている意味」はあるはずなのだから。

あとがき

先日、皮膚科の先生が、患者さんにより専門的な治療をすすめ、病院を二つほど選んで紹介されていた。「こういうときに皮膚科の先生がすすめる皮膚科は、どういう基準で選ばれるのだろう?」と思い、調べてみると、

「オーソドックスな標準治療を行うが、とても多くの患者さんを今まで診てきた経験豊富なベテランの医者」

「一人ひとりの患者さんの性格や生活習慣にまで、細かく言及して治療を行うオーダーメードな医者」

の二つのタイプが選ばれていることに気づいた。

これは皮膚科にかぎらず、すべての科に共通することかもしれない。われわれは「オーソドックスな標準治療」「ときに標準コースをはずれてもオーダーメードな治療」のどちらかを選択しなければならない。

どちらも一長一短ある。標準治療でも疾患の改善がもう一つの人や、精神的な因子が症

状に反映しやすい人なら後者がいいかもしれない。ただし、後者はかなりプライベートな部分にまで食い込んでくるので、「主治医と相性が合う」ことが必須だ。一方、オーソドックスなベテラン相手なら、それほど相性は気にしなくていいだろう。

結局、これは本文中でも述べた「総論各論」の問題と同じではないか。総論を選ぶか、各論を選ぶか。選ぶのはあなた自身だ。

この本は名医と出会うための「病院の実績、技術ランキング本」ではなく、コミュニケーションや相性などソフト面を綴ってきた。

だが、「名医探し」をソフト面から書くと、どうしても今まで多くの医者が書いてきた本の内容と同じような雰囲気、優等生的な文章になってくる。しかも「こうすれば一番いい！」というはっきりとした結論を明示しにくい。

しかし、「総論各論」に関する考えのみならず、ほかの本では読めない一味違う内容であると自負している。

たとえば「ヒント2」の過疎地診療の「技術」に対する考え。誰も書かない「血液ガス」のこと。「ヒント3」の「2番目の医者がよく見えてしまう錯覚」。「ヒント4」の「受け取る側の論理」。「人は必ず忘れてしまう」こと。「ヒント5」の「老いのタブーと総論各論の矛盾」。

どれもものすごく大事なことなのに、日本中のどんな医療本を読んでも、こんなことはまったく書かれていない。ぜひもう一度、その部分を読み返していただきたい。

世の中はケータイ、コンビニで便利になった。便利になったからこそ、日本人はみな精神的ゆとりがない。すぐに答えが出ないと不満を持つ。待てないのだ。

だが、主治医探しはあせらず、それなりの時間をかけていただきたい。

この本がその一助＝ヒントになることを切望している。

村田幸生（むらた・ゆきお）

1960年高知県生まれ。神戸大学医学部卒。医学博士。同大学医学部付属病院入局後、兵庫県立加古川病院勤務を経て神戸大学医学部で脂質代謝・インスリン抵抗性・動脈硬化を研究。神鋼病院（現神鋼記念病院）糖尿病・代謝内科部長、臨床研修指導部長を経て、現在は同病院健診センターに勤務。2012年から兵庫大学で健康科学部講師を兼任（16年まで）するほか、神戸マリナーズ厚生会病院・糖尿病専門外来も担当。著書に『近藤理論に嵌った日本人へ 医者の言い分』（祥伝社新書）、『「医療否定」は患者にとって幸せか』（同）、『なぜ、患者と医者が対立しなければならないのか？ 医療の不確実性の認識をめぐって』（へるす出版新書）、『「スーパー名医」が医療を壊す』（祥伝社新書）ほか。

あなたが名医と出会うための5つのヒント

二〇一七年三月二〇日　初版第一刷発行

著者　村田幸生

発行者　加藤玄一

発行所　株式会社 大空出版
東京都千代田区神田神保町三－一〇－二
共立ビル八階
電話　（〇三）三二二一－〇九七七

校正　齊藤和彦

デザイン　矢﨑 進（yahhos）

イラスト　あべまれこ

印刷・製本　中央精版印刷株式会社

ISBN978-4-903175-69-0 C0047